medienverband
der Evangelischen Kirche im Rheinland gGmbH

Meike Schneider

Ich will mein Leben tanzen

Tagebuch einer Theologiestudentin,
die den Kampf gegen Krebs verloren hat

Mit einem
Vorwort von
José Carreras

medienverband
der Evangelischen Kirche im Rheinland gGmbH

Meike Schneider hat ihre Tagebucheinträge, Rundmails (derselbe Brief wird per Computer an viele Menschen verschickt) und Kalendernotizen bis zum Sommer 2004 selbst für die Veröffentlichung bearbeitet. Aufmerksame Leserinnen und Leser, die diese Rundmails bekommen haben, werden daher Abweichungen feststellen. Alle weiteren Bearbeitungen und Korrekturen sind mit den Eltern abgestimmt.

Das Aquarell auf dem Titel sowie die Skizzen und Aquarelle im Buch stammen von Meike Schneider selbst. Sie entstanden während der Begleitung durch die Kunsttherapeutin Sigrid Bernard im Klinikum Essen. Ihre Arbeit dort wird vom Henri Thaler Verein finanziert, einer Selbsthilfe-Gruppe für Eltern krebskranker Kinder, Jugendlicher und junger Erwachsener.
www.henri-thaler.de

Das Titelbild zeigt Meike Schneiders Blick in die Zukunft. So stellte sie sich selbst nach der Krankheit vor: Neugierig auf die Welt und ohne Angst vor einem Rückfall, voller Liebe für das Leben, voller Begehren nach einer erfüllenden Beziehung, mit wunderbaren Haaren. Die Leukämie ist der Strudel unter ihren Füßen, ein Teil ihres Lebens, der sie ernster und reifer hat werden lassen. Der Kelch auf der anderen Seite symbolisiert das Leben und ihren Glauben an Gott.

Redaktion und Lektorat: Roselies Hoffmann
Gestaltung: Dorothee Georg & Andreas Magino, www.plusminus7.de
Die Fotos sind von Meike Schneiders Familie, Freundinnen und
Freunden zur Verfügung gestellt worden
Gesamtherstellung: GGP Media GmbH, Pößneck
Printed in Germany

ISBN 3-87645-158-2

Bestellung und Auslieferung:
Medienverband der EKiR gGmbH
Kaiserswerther Str. 450
40474 Düsseldorf
Telefon 0211/436 90-422
Fax 0211/436 90-400
info@medienverband.de
www.medienverband.de

Bestell-Nr. 9/017

medienverband
der Evangelischen Kirche im Rheinland gGmbH

Liebe Leserin, lieber Leser,

in diesem Buch werden Sie Meike Schneider kennen lernen, eine lebensfrohe junge Frau, die zu Beginn ihres Studiums plötzlich an Leukämie erkrankte. Sie werden sie in ihren E-Mails und Tagebucheinträgen auf ihrem schweren Weg durch ihre Krankheit begleiten und es wird Ihnen gehen wie allen, die ihr persönlich begegnet sind – Sie werden Meike nicht mehr vergessen. Die Nachricht von Meikes plötzlichem Rückfall und ihrem Tod hat uns alle erschüttert. Wir hatten ihr so sehr gewünscht, dass sie es schafft.

Im Dezember 2004 durfte ich Meike in unserer Fernseh-Benefizgala zu Gunsten leukämiekranker Menschen kennen lernen. Damals sah es so aus, als hätte sie die Leukämie bereits endgültig überwunden. Meike sagte uns, dass sie während ihrer Behandlung glücklich darüber war, dass die Menschen nicht aus Mitleid zu ihr kamen, sondern weil auch sie ihnen etwas zu geben hatte. Besser kann man nicht ausdrücken, was das Leben auch dann für einen Menschen lebenswert macht, wenn er durch eine lebensbedrohliche Krankheit aus seinem normalen Alltag herausgerissen wird.

Unsere Leukämie-Stiftung setzt sich in Deutschland seit zehn Jahren dafür ein, die Heilungschancen und die Lebensqualität für leukämiekranke Menschen zu verbessern. Auch wenn wir schon viel bewegt haben, verlieren wir bei den Erwachsenen immer noch über die Hälfte der Betroffenen an die Krankheit. Schicksale wie das von Meike führen uns eindringlich vor Augen: Wir müssen uns weiter mit ganzer Kraft dafür einsetzen, dass Leukämie heilbar wird – immer und für jeden!

Ihr

José Carreras

„Wer unbedingt Schriftsteller werden will, muß Bücher schreiben, darauf läuft es hinaus."

Connie Palmen, die Gesetze, S. 27

Alles was ich immer wollte war und ist eigentlich schreiben. Beruflich, meine ich (Ansonsten möchte ich, insbes. zwischenmenschlich noch viel mehr). Ich denke ich habe es mit den Jahren zu einer gewissen Eloquenz gebracht – leider aber nicht zu einer gewissen Kreativität.

5

Dienstag
Rundmail aus Leipzig

Wie merkt man, dass man Leukämie hat?
Es ist Ende März 2003, du bist 20 Jahre alt. Seit Oktober lebst du in Leipzig, einer Stadt, die du schnell ins Herz geschlossen hast. Dein Theologie-Studium macht dir Spaß, deine WG ist toll und du hast nach dem anstrengenden Freiwilligen Sozialen Jahr im Kosovo endlich das Gefühl, ein „normales“ Leben zu führen. Du bist glücklich.

Am letzten März-Wochenende, die Semesterferien neigen sich dem Ende zu, bekommst du rasende Kopfschmerzen und Kreislaufprobleme. „Stress“ lautet die Eigendiagnose. Anfang April hast du deine mündliche Bibelkundeprüfung über das Alte Testament, ein paar Tage später musst du eine Hausarbeit abgeben. Zwar bist du dir sicher, dass du es schaffen wirst, hast aber wie üblich bis zur letzten Minute gewartet, bis du begonnen hast zu lernen. Das letzte, was du dir leisten kannst, ist eine Grippe. Deine Therapie besteht aus Paracetamol, Tee und Schlaf.

Die Bibelkundeprüfung bestehst du mit 1,3. Abends schluckst du Paracetamol, der rumzickende Körper muss bezwungen, das Ergebnis gefeiert werden. Um Mitternacht fährt dich jemand nach Hause, du bist zu fertig, um zur Bushaltestelle zu laufen. Nun bleibst du zu Hause, schreibst an deiner Hausarbeit und trinkst Tee. Paracetamol nimmst du immer noch – Kopfschmerzen und Kreislaufprobleme bleiben. Eine Freundin aus Köln besucht dich. Du wolltest ihr Leipzig zeigen, shoppen und tanzen gehen, stattdessen tippt sie das Deckblatt deiner Hausarbeit, versorgt dich mit Wärmflaschen und Getränken und erkundet die Stadt selbst.

Du gibst die Hausarbeit ab und suchst dir eine Ärztin. Du kannst kaum drei Stufen steigen ohne zu keuchen, du brauchst eine Ewigkeit für die kürzesten Wege, du hast Kopfschmerzen, Fieberschübe und Halsschmerzen, blass bist du außerdem, viel zu blass. Du bekommst Antibiotika gegen eine eitrige Halsentzündung, dir wird Blut abgenommen. Du sollst dich schonen, nur zu wirklich wichtigen Universitätsveranstaltungen gehen und viel schlafen.

Dir geht es besser. Das Fieber verschwindet, die Kopfschmerzen auch, die Schwäche bleibt. Du fährst eine Bahn früher als sonst zur Uni, damit du es schaffst, pünktlich zu sein. Eine Woche später hast du deinen nächsten Termin bei der Ärztin. Die Angina ist besser. Die Schwäche ist Folge eines verschleppten Pfeifferschen Drüsenfiebers und wird dir noch vier bis sechs Wochen das Leben schwer machen. Ob du deine Tage hattest beim letzten Mal? Nein? Das ist seltsam, denn du bist stark anämisch – blutarm. Auch sonst kein stärkerer Blutverlust? Dann kann das eigentlich nur ein Laborfehler sein. Nächste Woche sollst du zum Ultraschall kommen, dann wird ein weiterer Bluttest gemacht. Du bist erleichtert. Verschlepptes Pfeiffersches Drüsenfieber hört sich nach einer guten Begründung für deine Schwäche an.

Am Dienstag interviewst du noch jemanden für den Radiosender der Uni und machst dort einen Aushang, dass du die letzten Wochen als Virenschleuder rumgelaufen bist. Jeder, der sich krank fühlt, soll zum Arzt gehen. Außerdem verschickst du eine Mail an alle, die du in den letzten Wochen gesehen hast. Am Mittwoch bleibst du zu Hause, kannst nur schwankend laufen, trinkst Unmengen von Multivitaminsaft, telefonierst mit Florian und Max und schläfst. Donnerstag gehst du zitternd ins Bad. Beim Zähneputzen liegst du plötzlich auf dem Boden. Im Fallen hast du Kosmetika mitgerissen. Anja, deine Mitbewohnerin, hat den Lärm gehört, steht vor der Tür und ruft nach dir. Irgendwie kommst du an den Schlüssel, Anja trägt dich fast ins Bett. Mittags geht es ein wenig besser, du schleppst dich in die Küche, isst ein Eis und rufst bei deiner Ärztin an: Schlaf dich aus. Sollte es dir morgen nicht besser gehen, musst du – weil Karfreitag ist – halt zum Notarzt. Also schläfst du.

Freitag geht es dir nicht besser, im Gegenteil, dir geht es beschissen. Du bist allein in der Wohnung. Auf allen vieren kriechst du ins Bad, stemmst dich an der Schüssel hoch, um aufs Klo zu gehen. Irgendwie schaffst du es zurück in dein Bett. Die Schwäche scheint sich auszubreiten, nicht nur Beine und Arme zittern, sondern überhaupt alles, was zittern kann. Du atmest und atmest, ohne genügend Luft zu bekommen. Anja kommt zurück, legt dir Harry-Potter-Kassetten in den Recorder, geht Saft kaufen, misst Fieber und ruft schließlich den Notarzt. Da es einen größeren Unfall gegeben hat, wird es Nachmittag werden, ehe jemand kommen kann. Und wir können wirklich nicht selbst kommen? Anja erklärt, dass du nicht laufen kannst, dass du hohes Fieber hast, dass wir im dritten Stock wohnen und kein Auto haben und daher lieber warten.

Gegen 17 Uhr steht eine Ärztin in deinem Zimmer, hört dein Herz ab, das viel zu schnell schlägt – eventuell liegt das an der Blutarmut, aber es könnte auch sein, dass der Virus dein Herz angegriffen hat. Du wirst in die Uniklinik eingewiesen. Als du aus dem Zimmer getragen wirst, siehst du dich im Spiegel und erschrickst über dieses leichenblasse Etwas. Anja packt Unterwäsche, Schlafklamotten und den Stoffelefanten Charly zusammen. Später wird sie deine Eltern anrufen, die gerade im Skiurlaub sind. Mit Blaulicht bringt man dich in die Notaufnahme der Uniklinik Leipzig.

Diagnose

Zu diesem Zeitpunkt habe ich selbst nicht mal ansatzweise daran gedacht, dass ich Krebs haben könnte. Ich hoffte nur, rechtzeitig zu Papas Einführung als Präses der rheinischen Kirche am übernächsten Wochenende wieder halbwegs fit zu sein. Ich glaubte, dass ich nicht vorsichtig genug mit dem verschleppten Drüsenfieber umgegangen war. In der Notaufnahme stellte man schnell fest, dass ich nur noch ein Viertel meiner roten Blutkörperchen hatte. Mit meinem Herzen war alles okay, es musste nur so schnell pumpen, um mein Gehirn mit Sauerstoff zu versorgen. Ich bekam Blut, wurde durchgecheckt und geröntgt. Ich durfte die ganze Zeit nicht aufstehen, benutzte ständig eine Bettpfanne, weil ich so viel trank. Ich schwitzte und zitterte abwechselnd – das Fieber stieg Richtung 40 Grad. Ständig klingelte ich nach dem Nachtpfleger: Ich hatte Durst, mir war kalt, mir war zu warm, ich musste aufs Klo...

Samstag wurde ich auf die Hämatologie verlegt. Dort sprach eine Ärztin zum ersten Mal den Verdacht auf Leukämie aus.

Ich wollte das nicht glauben. Der Gedanke an Krebs machte mich wahnsinnig. Die kahlköpfigen Menschen auf dem Gang und das Gequatsche meiner Zimmergenossin über die tollen Methoden heutzutage ebenfalls. Zum Glück kam meine Tante Elke, Mama und Papa würden erst am Sonntag in Leipzig sein. Ich hatte noch kein eigenes Telefon und musste ständig zum Schwesterntisch, weil meine Schwestern und meine Eltern anriefen.

Ich fieberte und redete Müll. Ich tröstete mich mit dem Gedanken, dass Gott niemandem mehr auflädt, als er ertragen kann, und schlussfolgerte daraus, dass ich deshalb keine Leukämie haben könnte. So ein Blödsinn, ich glaube doch gar nicht, dass Gott überhaupt jemandem etwas auflädt, uns durch gesendetes Leid erzieht oder so... Natürlich gibt es Tausende von Menschen, die viel mehr leiden, als sie ertragen können.

Zwischendurch war ich klarer, ahnte, dass ich doch Krebs hatte, und entschloss mich feierlich: *„Wenn ich Leukämie habe, dann werde ich eben Leukämie überleben!"* Ich war trotzig, traurig, wütend, ängstlich. Alles entglitt mir, ich halluzinierte: Abends standen Menschen an meinem Bett und sprachen zu mir, sie waren freundlich, aber weil ich irgendwie wusste, dass sie nicht wirklich da waren, machten sie mir Angst – genau wie die durchs Zimmer huschenden Tiere und über mir kreisenden Vögel. Ich wollte sie anschreien, aber ich biss mir auf die Zunge, niemand sollte denken, ich würde durchdrehen.

Ostersonntag legte man mir einen Zentralen Venenkatheder (ZVK). Es war ekelhaft und ich konnte nicht glauben, dass ich dieses Ding schon zwei Tage später kaum noch spüren und als angenehm empfinden würde. Der Schmerz ist der größte Lügner, immer wieder machte er mir vor, es würde mir nie wieder besser gehen, er würde für immer bleiben und mich quälen. Später erklärte der Oberarzt mir und Elke ganz in Ruhe, warum er sicher war, dass ich Leukämie habe. Davon abgesehen, dass meine Blutwerte darauf hindeuteten, konnte man Krebszellen in meinem Blut nachweisen. Das wiederum ließ darauf schließen, dass die Leukämie sehr weit fortgeschritten war, denn die

Krebszellen sind anfangs nur im Knochenmark und wandern erst spät in die Blutbahn. Da ich noch bis Januar Blutplasma-Spenderin war, konnte die Leukämie frühestens Anfang Februar ausgebrochen sein. Daraus schloss der Oberarzt, es müsse sich um die Akute Lymphatische Leukämie (ALL) handeln. Er war sich zu 95 Prozent sicher. Ich solle aber keine Angst haben, die ALL wäre zwar aggressiv, aber gut therapierbar. Eine abgesicherte Diagnose würde es allerdings erst Dienstag geben. Über die Feiertage hätte das Labor Minimalbetrieb und die notwendigen Tests könnten nicht durchgeführt werden. Er ging, ich schaute Elke an und begann zu weinen. Mich hatte er überzeugt, Elke ebenfalls. Mit Mama und Papa redete er später auch noch. Von da an sprachen und planten Mama und ich, als sei alles klar, während Papa auf Dienstag warten wollte.

Montag bekam ich ein Einzelzimmer, weil sich abzeichnete, dass ich so viele Anrufe und Besuch bekommen würde, dass es den Rahmen der normalen Zeiten absolut sprengen würde und ich kaum einer Zimmergenossin zumutbar wäre. Diesen Luxus genoss ich während der gesamten Zeit in Leipzig sehr: Telefonate bis in die Nacht, Besuch bis abends um zehn, einmal sogar bis Mitternacht. Dank der Deko-Arbeiten meiner wunderbaren Schwestern Kathrin und Annika war es richtig schön in „meinem“ Zimmer.

Am Dienstag kamen dann Knochenmarkpunktion und Biopsie, dabei wird ein Stückchen Knochen aus dem Beckenkamm gebrochen. Papa hielt Händchen, ich fand das Punktieren nicht so schlimm, die Biopsie umso mehr. Es war das schmerzhafteste Erlebnis, an das ich mich erinnern konnte. Nachmittags stand fest, dass die vermutete Diagnose richtig gewesen war: Ich hatte 91 Prozent Krebszellen im Knochenmark. Die Ärzte wollten direkt am nächsten Tag mit der Therapie nach dem Hoelzer-Protokoll (so heißt der Arzt, der diese Therapie entwickelt hat) beginnen, die aus insgesamt neun Chemotherapien besteht. Idealerweise soll sie innerhalb eines Jahres durchgeführt werden, meistens dauert sie allerdings anderthalb Jahre. Das hieß für mich, dass ich frühestens im Oktober 2004 mein Studium wieder würde aufnehmen können.

Die Regeln für mein Leben sahen ab sofort so aus: Ich werde nicht mehr rauchen, Alkohol nur in Maßen trinken, harte Sachen gar nicht. Bei niedrigen Zellwerten, die besonders in der Anfangszeit ständig zu erwarten sind, darf ich nicht in Discos, Supermärkte, Kneipen – nirgendwohin, wo viele Menschen sind, die eventuell erkältet sind und mich anstecken könnten, weil ich nicht kontrollieren kann, wie nah sie mir kommen. Keinen Schimmelkäse. Auch das ganze probiolaktische Joghurtzeug ist mir verwehrt, zum Glück gehört der Stracciatella-Joghurt von Aldi nicht dazu. Noch was? Ach ja, keine Nüsse, kein Obst mit Steinen, Kernen oder welches, das man nicht schälen kann. Es bleiben Bananen, Kiwis, Orangen und Dosen- oder eingelegtes Obst. Kein rohes Fleisch, kein roher Fisch, keine Majonäse, keine öffentlichen Verkehrsmittel, respektvoller Abstand zu Blumen und Bäumen...

Ich darf lesen, schreiben, fernsehen, lernen, telefonieren. Bei guten Leukozyten darf ich in den Park gehen, Menschen umarmen und küssen. Ich dürfte sogar Sex haben – sofern der potentielle Paarungspartner gesund ist, wir verhüten und er sich nicht von so unwesentlichen Details wie Kahlköpfigkeit und Krankheit abhalten lässt...

Ich darf Videoabende machen, ich darf Raclette essen und grillen, ich darf zu Hause und bei Freunden tanzen und insgesamt noch ganz schön viele tolle Sachen essen – auf jeden Fall mehr als Menschen, die Diät machen.

Ich darf unausgeglichen, unfair und zickig sein und alle haben mich trotzdem lieb.

Einen Wechsel in eine Klinik im Ruhrgebiet in der Nähe meiner Eltern hielten die Ärzte erst nach Abschluss des ersten Therapie-Zyklus für sinnvoll.

22
Dienstag
Tagebuch Uniklinik Leipzig
Tag der Diagnose

Angst habe ich.

Aber nicht Angst zu sterben, dafür bin ich mir zu sicher, weiterhin zu stark und zu kämpferisch zu sein, um diese SCHEISSKRANKHEIT nicht zu überleben. Aber ich habe so viel Angst vor Schmerzen, so viel Angst davor zu resignieren. Angst, weil es eventuell Momente geben wird, in denen ich vergesse, wie sehr ich dieses Leben liebe – und das wollte ich niemals.

Wut empfinde ich auch. Diese Krankheit versucht mir mein Leben zu nehmen, das macht mich sehr wütend. Ich werde mich festkrallen, es mir nicht nehmen lassen. Immer noch glaube ich an Gott, natürlich. Das hier ist weder Strafe noch Prüfung. Gott ist bei mir, leidet mit mir und lässt mich nicht allein, da bin ich mir ganz sicher.

Wie sagt man seinen Freunden und Bekannten, dass man Krebs hat? Ich habe es nun so oft getan – am Telefon oder direkt, jedes Mal fällt es mir schwer. Es tut mir weh zu sehen bzw. zu hören, wie sehr manche von ihnen leiden, weinen, sich sorgen, Angst haben. Ihre Stimmen am Telefon brechen zu hören, treibt auch mir immer wieder die Tränen in die Augen. Weh tut es, wenn die Worte fehlen, die Brust aber fast platzt, weil es doch so viel zu sagen gibt.

Ein anstrengender Tag: die Punktion, die Besuche, die Telefonate. Morgen geht es schon los mit der Therapie, die mich innerhalb von einem bis anderthalb Jahren wieder gesund machen soll. So schnell, so schnell – doch der Kampf soll beginnen, der Kampf, der mein Kampf ist – ohne, dass ich ihn gewollt hätte.

23
Mittwoch
Tagebuch Uniklinik Leipzig

Heute ist mein Rückenmark punktiert worden, um festzustellen, ob schon Krebszellen ins Gehirn gewandert sind. Außerdem wurde das erste Medikament nachgejagt, um ein kleines Massaker bei den Krebszellen anzurichten. Dank der Betäubung war das Ganze überhaupt nicht schlimm – wenn ich da an den Knochen von gestern denke...

Nun geht es mir richtig gut. Keine Übelkeit oder sonst irgendetwas Auffälliges. Auch psychisch fühle ich mich besser. Es ist nicht mehr alles nur gemein und scheiße, ich bin mir sicher das durchzustehen, schließlich ist die Alternative zu sterben, und das will ich nicht, ganz sicher nicht. Und nach wie vor gibt es so viel, worüber ich mich freuen kann. Auf Besuch zum Beispiel. Die Zuwendung, die ich zurzeit erfahre, tut mir unglaublich gut!

Die vor mir liegende Zeit der Therapie und Krankenhausaufenthalte, aber auch der zu Hause-Zeiten, ist nicht nur tiefschwarz und endlos lang und schrecklich. Die Gewissheit, dass auch diese Zeit ganz viel Liebe, Witziges, Anekdoten und Erinnernswertes mit sich bringen wird, ist groß geworden. Und damit bin ich ruhiger.

26
Samstag
Tagebuch Uniklinik Leipzig

Gestern Abend habe ich den ganzen Fußboden vollgekotzt. Ich weiß, dass mir so etwas nicht peinlich sein muss, aber als die Schwester den Boden gewischt hat, habe ich mich fürchterlich gefühlt. Die anderen zwei Male habe ich es zur Toilette geschafft.

30
Mittwoch
Tagebuch Uniklinik Leipzig

Die Tage fließen so dahin. Ich bin sehr müde. Wenn ich nicht gerade telefoniere oder Besuch habe, döse ich nur vor mich hin. Der Kampf in meinem Körper scheint ganz schön abzugehen. Ich wiege nur noch 63,7 kg. Letzte Woche waren es noch 67,8 kg.

Eigentlich traumhaft: sitzen, liegen, schlafen und dabei schlank werden. Andererseits habe ich totale Fressphantasien, was ich alles kochen und essen werde, wenn ich hier raus bin. Vielleicht bringt mir heute jemand eine Pizza mit. Da habe ich so dermaßen Lust drauf.

1

Donnerstag
Tagebuch
Uniklinik
Leipzig

Das Verhältnis zu meinem Körper ist ganz merkwürdig. Von den Beinhaaren mal abgesehen, wird er zurzeit schöner. Ich kriege einen flachen Bauch, meine Oberschenkel scheinen zu schmelzen. Einher geht aber ein gewisses Taubheitsgefühl. Ich habe keinen Spaß daran, mich selbst zu streicheln, es ist viel zu anstrengend.

Überhaupt bin ich gerade eher asexuell. Keine Phantasien von Küssen, von Sex im Krankenhausbett... Ich denke mit mehr Leidenschaft an das Mittagessen.

Manchmal gehe ich in die Außenperspektive, stelle mir vor, hier läge eine Freundin und ich wäre eine Besucherin, die um Worte ringt. Ich weiß nicht, was in all meinen Freunden, Bekannten und Verwandten vor sich geht, ich kann es mir auch nicht wirklich ausmalen. Meine eigenen Gefühle reichen vollkommen aus.

Ich durfte raus. Meine Werte waren so gut, dass die Schwestern Mama, Papa und mir vorschlugen, Essen zu gehen. Leider spielte mein Kreislauf nicht mit. Schon nach ein paar Minuten im Auto fühlte ich mich fürchterlich. Mama und ich gingen dann zu Fuß zum Inder um die Ecke. Obwohl ich mir kaltes Wasser über die Hände laufen ließ und kalten Sprudel trank, hielt ich es nicht aus. Ich musste zurück ins Krankenzimmer. Mama blieb bei mir, während Papa zurückfuhr, um das schon bestellte Essen zu bezahlen und einpacken zu lassen.

2

Freitag
Tagebuch
Uniklinik
Leipzig

Ich musste meinen Nasenstecker rausnehmen. Die Infektionsgefahr ist zu hoch. Scheißegal, ich weiß. Mein Anblick im Spiegel wird mir immer fremder.

3

Samstag
Tagebuch
Leipzig

Heute war ein guter Tag. Ich habe geduscht, mich eingecremt, Spaß daran gehabt, mich anzuziehen, mir die Augenbrauen zu zupfen, mir von Mama die Haare waschen zu lassen und mich zu schminken. Ich hatte die Energie, mich nicht nur mit Hilfe des elektrischen Bettes aufzurichten, sondern mich selbstständig zu recken und ein bisschen zu strecken. Ich hatte lieben Besuch. Mir ist trotz der Chemo über den Katheder nicht schlecht geworden, ich habe sogar eine halbe Pizza gegessen.

4
Sonntag
Tagebuch Uniklinik Leipzig

Mama und Papa sind heute Mittag gefahren – ich vermisse sie jetzt schon. Irgendwie geht es mir so viel besser, wenn sie da sind. Zum Glück kommt Mama am Freitag wieder. Ich hatte heute ganz viel Besuch: Marja und Alke, Anja, Marco und Frank. Und aus Berlin kamen Philipp, Anna und Hannes.

Hatte ich behauptet, mich asexuell zu fühlen? Seitdem Hannes den Raum betreten hat – leider hat er ihn auch wieder verlassen – bin ich hoch erotisiert, rattenscharf, hormonell unausgeglichen. Ich habe wohl doch mehr Leidenschaft, als ich selbst vermutet habe. Hannes fand ich schon immer toll, und wenn es auch aussichtslos ist, so bin ich doch dankbar für die Schmetterlinge, die durch meinen Bauch schwirren.

Nun bin ich wieder sehr müde und erschöpft von der Chemo. Außer Fernsehen steht heute nichts mehr an. Ich bin so angefüllt, voll zum Überlaufen und glücklich wegen all der wunderbaren Menschen um mich herum und wegen all der Besuche und Anrufe und überhaupt. Klar, es wäre schön, noch immer in der Lochmannstraße zu wohnen, zur Uni zu gehen und das ganz normale Leben einer 20-Jährigen zu führen. Doch dafür, dass ich Leukämie habe, im Krankenhaus liege und Chemotherapie bekomme, bin ich sehr glücklich.

6
Dienstag
Tagebuch Uniklinik Leipzig

Ich liege auf dem Bett und genieße den sommerlich-warmen Luftstrom, der durchs Fenster hereinkommt, und denke – natürlich – an Kochen und Essen. Ein bisschen denke ich auch, wie schön es doch wäre, jetzt in den Park zu gehen, draußen zu sein, gesund zu sein –

aber das bringt ja nichts. Ich habe gerade Marco eine SMS geschrieben, dass ich dringend ein Tomaten-Mozarella-Baguette von Mövenpick brauche. Hoffentlich bringt er's mir noch heute.

Ich hoffe außerdem, dass die Menschen mich nicht nur besuchen, weil ich so krank bin, sondern dass sie wirklich gerne bei mir bzw. mit mir zusammen sind, weil das Reden mit mir auch ihnen gut tut.

Meine Gedanken fließen so schnell – ich bin mir sicher, nach Stift und Tagebuch gegriffen zu haben, weil irgendwas durch meinen Kopf gezischt ist, das ich festhalten wollte – nun ist es weg. Nur Blabla ist übrig, wie sehr ich mein Leben liebe und die Menschen um mich herum, doch einen neuen, konkreten Gedanken? Nicht mehr fassbar.

Pfleger Alex ist so süß! Er war gerade kurz hier, um zu fragen, ob ich Kaffee, Kakao oder Tee möchte – ich habe mich für Kamillentee entschieden, weil ich meinem Magen nach wie vor nicht traue. Alex hat gegrinst – so langsam mutiere ich doch wieder zum lüsternen Stück, das von Sex im Krankenhausbett träumt. Allerdings hätte ich noch lieber was Gutes zu essen...

20.30 Uhr – noch 45 Minuten bis *„Sex and the City"*. Meine Haare fallen aus. Morgen werde ich sie mir abrasieren lassen. Es macht mich jetzt schon wahnsinnig, mit den Händen durch die Haare zu fahren, um sie dann an meinen Händen kleben zu haben. Außerdem fühlen sie sich irgendwie tot an, besser, ich schneide sie alle ab! Ich bin gespannt, wie weiblich ich mich mit einem Tuch um den Kopf noch fühle.

Haare sind so nebensächlich, und doch: Ich mag meine Haare. Ich will keinen kahlen Kopf, keinen glatten Intimbereich. Gut, Achsel- und Beinhaare sollen fallen, ich verzichte gerne, aber am Kopf und im Schambereich – drauf geschissen, sie werden ja wieder wachsen.

7
Mittwoch
Tagebuch Uniklinik Leipzig

Ich habe eine Glatze, sitze hier mit einem Tuch um den Kopf und bin genervt, weil es die ganze Zeit verrutscht. Mein Gesicht ohne Haare... Schon krass, aber ich werde mich wohl an den Anblick gewöhnen. Es fühlt sich irre an, die ganze Zeit könnte ich mit meinen Händen über meinen Kopf fahren, es sind noch ganz viele Stoppeln da. Irgendwie fühle ich mich ein paar Jahre älter – albern. Als ob es etwas mit der inneren Reife zu tun hätte, sich den Kopf scheren zu lassen...

Ganz viel Besuch war da, ganz viele liebe Menschen haben mich angerufen. Auch Marek hat angerufen, ein Studienkollege aus der Theologie. Der hat mich sehr aufgeregt. Nicht nur, dass er gegen Chemotherapie und Krankenhaus im Allgemeinen gewettert hat, er wies mich auch darauf hin, dass eine 80-prozentige Chance auf Heilung bedeutet, dass die Gefahr zu sterben bei 20 Prozent liegt. Als ob ich das nicht selbst schon längst ausgerechnet hätte. Ich solle doch besser auf Gott vertrauen, beten und angesichts der Ewigkeit keine Angst davor haben, jung zu sterben.

Ich will aber noch nicht sterben. Klar, ich glaube nach wie vor an Gott, daran, dass es weitergehen wird. Aber ich glaube auch, dass unser Leben auf dieser Welt einmalig ist, ich möchte so gerne meine Möglichkeiten und Chancen noch ausschöpfen. Ich will doch noch so viel. Ich will fertig studieren, ich will Partys feiern, Grillabende verbringen, mich verlieben, Sex haben, Kinder bekommen, reisen, einen Beruf haben, schreiben, alt und weise werden. Ich will noch soviel Leben. Gespräche über die Nichtigkeit von Zeit sind gerade die letzten, die ich führen möchte!

Falls die Chemotherapie nicht anschlägt, falls ich immer wieder neu krank werden sollte, falls die Ärzte irgendwann kein weiteres Ass mehr im Ärmel haben, dann kann ich mich noch immer damit auseinander setzen, jung sterben zu müssen. Aber doch jetzt noch nicht!

Ich werde gesund werden, verdammt!

8

Donnerstag
Tagebuch Uniklinik Leipzig

Ich habe bei der Visite erfahren, dass ich nicht zu den Hochrisikopatienten gehöre, die auf jeden Fall eine Knochenmarktransplantation brauchen. Nun bekomme ich Blut, ich freue mich darauf wieder fit zu werden, sobald der Beutelinhalt in mir drin ist. Der Chefarzt sagte, ich sei die Patientin mit den schönsten Augen der Station. Und das hat mir angesichts der Glatze sehr gut getan.

12

Montag
Tagebuch Uniklinik Leipzig

Seit Samstag bekomme ich keine Chemo mehr. Ich fühle mich gedanklich viel klarer, kann es aber nicht wirklich nutzen zum Schreiben, Malen oder Lesen, weil ich so unendlich müde bin. Die Ärzte sagen, das sei normal, schließlich habe mein Körper gerade sehr viel zu tun: Das Knochenmark muss wieder aufgebaut werden, die abgestorbenen Zellen müssen ausgeschieden werden. Die nächste Chemo soll Freitag starten, ich würde am liebsten sofort weitermachen. Vielleicht erholt sich gerade nicht nur mein Körper, sondern auch die ein oder andere versprengte Krebszelle.

Ich hatte eine richtige Krise. Ich lag heulend im Bett und dachte, dass ich das alles niemals durchstehe. Ein Jahr oder länger immer wieder Chemo, immer wieder schlapp sein, unkreativ und unproduktiv, Katheder legen, Krankenhaus, Verspannungen, Rückenschmerzen, Knochenschmerzen, Punktionen...

Dann rief Florian an, den ich nur übers Telefon kenne. Dennis hatte ihm meine Nummer gegeben, weil er den Balkan bereisen wollte und ich durch mein Freiwilliges Soziales Jahr im Kosovo sehr viele Kontakte habe. Als Florian mir erzählen wollte, wie toll alles geklappt hat, lag ich schon im Krankenhaus. Seitdem meldet er sich regelmäßig. Ich kotzte mich so richtig bei ihm aus und fühlte danach, wie meine gute Laune, die innere Zufriedenheit und Zuversicht zurückkehrten. Mit Menschen wie Florian an meiner Seite kann ich alles schaffen. Mir geht es nach dem Gespräch so gut, ich fühle mich rundum geliebt, gehalten, getragen und gesegnet.

Und davon mal ganz abgesehen, denke ich, dass jeder das Recht hat, hin und wieder in Selbstmitleid zu versinken und sich wie ein armer, kleiner Wurm zu fühlen. Sich immer wieder klar zu machen, dass es so vielen Menschen schlechter geht als einem selbst und dass man noch so viel Gutes hat, über das man sich freuen muss, kann auch die Gefahr bergen, das eigene Leid nicht ernst zu nehmen. Es geht mir viel besser, wenn ich negative Gefühle nicht verdränge, sondern sie zulasse, um sie dann zu überwinden.

13
Dienstag
Tagebuch Uniklinik Leipzig

Nach einer Sendung über übernatürliche Phänomene, Poltergeister und Spukhäuser: Ich glaube ja nicht wirklich an Geister – oder doch? Ich glaube, dass meine Großeltern und auch andere verstorbene Menschen manchmal noch teilhaben an unserem Leben. Das ist meine Auferstehungshoffnung: die Menschen, die man liebt, nicht aus den Augen zu verlieren. Insofern erscheint mir der Glaube an begleitende, schützende und helfende Geister, die an Menschen gebunden sind, nicht allzu abwegig.

Aber die Geister in den Spukgeschichten sind nicht an die Menschen gekoppelt, die ihnen Gutes oder Böses getan haben, sondern an Orte. Warum sollten Geister an Orte gebunden sein? Sie spuken dort, wo sie unglücklich sterben mussten. Dann müssten ja Krankenhäuser die schlimmsten aller Spukhäuser sein.

Doch von übernatürlichen Phänomenen im OP oder auf irgendeiner Station habe ich noch nie gehört.

14
Mittwoch
Tagebuch Uniklinik Leipzig

Seit gestern Abend sprudeln die Worte nur so aus mir raus. Plapper, plapper, plapper. Ohne Punkt und Komma, zum Teil extrem undeutlich und vor allem ziemlich unüberlegt.

Egal. Ich fühle mich sektlaunig. Gestern hat nämlich Florian angerufen, wir haben zwei Stunden bis Mitternacht telefoniert. Es war so nett und witzig. Ich finde diesen Mann, dessen Gesicht ich noch nicht kenne, einfach nur toll. Gemeinsam mit Dennis will er mich im Juni besuchen.

Heute war ich natürlich sehr müde, aber auch sehr fröhlich. Mit der Physiotherapeutin durfte ich raus in den Park, ohne Mundschutz. Später habe ich Pizza bestellen dürfen. Mittlerweile wiege ich nur noch 61,7 kg, was natürlich für meine Größe immer noch genug ist. Wie immer kamen viele Anrufe, viel Besuch und ein Päckchen von Ariane mit einer Koalabären-Handpuppe. Schön, dass sie sich noch daran erinnert, dass ich Koalabären besonders mag.

15

Donnerstag
Tagebuch Uniklinik Leipzig

Mir geht es gut. Ich bin heute wieder draußen gewesen und außerdem drei Stockwerke hoch und runter gelaufen.

17

Samstag
Tagebuch Uniklinik Leipzig

Kann man verliebt in jemanden sein, dessen Gesicht man gar nicht kennt? Noch vor einer Woche hätte ich sicher nein gesagt. Das ist schließlich abhängig von den Bewegungen eines Menschen, seiner Ausstrahlung, seinen Blicken... Also kann man sich weder übers Internet, noch übers Telefon verlieben, ausgeschlossen! Doch ich liege hier und warte sehnsüchtigst auf einen Anruf von Florian. Er hat gesagt, er würde anrufen, weil wir gestern nur so kurz telefoniert haben. Jetzt ist es schon nach acht und das Telefon schweigt mich an...

Gestern war ein heftiger Tag. Im Glauben, um 11.30 Uhr punktiert zu werden, saß ich friedlich mit Mama in meinem Zimmer. Um 9 Uhr kam eine Schwester, um mich zur Punktion zu holen, damit ich danach zur Strahlentherapie gebracht werden könnte. Dort sollte ich mich vorstellen und eine Maske bekommen.

Ich soll bestrahlt werden? Wieso? Davon war doch bisher nie die Rede. Panik keimte in mir auf. Die Punktion war schrecklich, aber immerhin beruhigte mich der Arzt: Eine leichte Bestrahlung des Kopfes sei generell Teil des Therapieplans, dadurch könne man einer Hirnhautentzündung vorbeugen.

kurzer Einschub: Es ist jetzt halb zwölf, Florian rief um viertel nach neun an. Bis eben haben wir telefoniert, es war wieder ganz toll. Frau kann so dermaßen gut mit ihm reden…

Bei der Bestrahlung sind die gleichen Nebenwirkungen wie bei einer Chemotherapie zu erwarten, also Müdigkeit, Haarausfall und Übelkeit. Ich wurde im Sitzwagen vom Zivi in die Strahlenklinik gebracht. Der Arzt wollte meine gesamte Krankengeschichte hören. Dann tastete er mich ab und fragte, ob ich irgendwo fühlbare Knoten hätte. Fühlbare Knoten?! Ich dachte, es geht hier um Prophylaxe. Dann sollte ich „kurz" warten – 40 Minuten später, nach der Lektüre von monatealten Zeitungen, kam ein anderer Arzt. Das ginge alles nicht so schnell, wie die Hämatologen sich das immer vorstellten: Man müsse erst noch eine Computertomographie (CT) machen und meinen Schädel vermessen sowie eine Maske von meinem Gesicht machen, bevor man mit der Bestrahlung beginnen könne. Ich nickte, lächelte und sagte, das sei schon in Ordnung. Der Arzt schickte mich ins Wartezimmer.

Um 12 Uhr sagte er mir, dass jetzt CT und Maske gemacht werden sollten. Er brachte mich auf eine Station, wo die Ärztin ganz schrecklich rumschimpfte, weil alles so plötzlich käme, aber das Plastik für die Maske eine Stunde bräuchte, um weich zu werden. Ich legte mich auf eine Liege im Flur und weinte ein bisschen, wegen der ganzen Rumschubserei, der schlechtgelaunten Ärztin und Mama, die immer noch in meinem Zimmer saß und wartete.

Ich hatte Angst, dass die Ärzte doch irgendwas Schlimmes gefunden hatten und es mir nicht sagen wollten. Vor ein paar Tagen hatte ich sie nämlich vor meinem Zimmer reden hören, einer sagte: *„Das sagen wir ihr aber jetzt noch nicht."* Ich wurde immer panischer. Dann holte mich endlich eine Schwester rein. Mir wurde eine weiche Plastikplatte aufs Gesicht gedrückt, die sich den Formen anpasste.

Diese Maske soll mir bei den Bestrahlungen helfen, mein Gesicht still zu halten. Nun waren alle sehr freundlich zu mir, erklärten mir ganz genau, was passierte, und ich beruhigte mich wieder.

Das CT war auch nicht schlimm – ich musste nur still halten. Kurz nach zwei war ich endlich wieder in meinem Zimmer, also nach über vier Stunden! Ich war erschöpft und schlecht gelaunt. Ich weinte mich bei Mama aus. Sie erzählte, dass die Ärztin ihr erklärt habe, dass wirklich immer eine Zeit lang der Schädel bestrahlt wird, dass das normalerweise erst nach der zweiten Chemo anfängt. Da ich die erste Chemotherapie so gut vertragen hatte, wollten die Ärzte mir nun Chemo und Bestrahlung gleichzeitig verabreichen, um Zeit zu sparen. Das hatte der Satz *„Das sagen wir ihr aber noch nicht!"* zu bedeuten. Eigentlich sehr schön.

18
Sonntag
Tagebuch Uniklinik Leipzig

22.30 Uhr – endlich Ruhe. Nur die Musik des Grönemeyer-Open-Air-Konzerts ist zu hören. Wenn ich das Fenster aufmache, kann ich die Lieder so laut hören, als hätte ich die CD laufen. Hinzu kommt das Rauschen der Pumpe, die Kochsalzlösung in meinen Körper treibt.

Annika und Almut haben mich besucht, Marja und Anja, Tom und Lars (mit Zitronenkuchen und Cappuccino), Sebastian und Frank. Jetzt liege ich mit geputzten Zähnen im Bett. Doch schläfrig bin ich nicht wirklich. Zu viele Fragen schwirren durch meinen Kopf: Was denkt Florian, wenn er „Meike" denkt? Wie würde ich mich selbst im Moment sehen? In welche Reihenfolge würde ich meine Eigenschaften bringen?

Wer bin ich?
Ich bin eine Frau. Ich bin Leukämie-krank. Ich bin Deutsche. Ich bin in Deutschland aufgewachsen und sozialisiert. In Deutschland fühle ich mich zu Hause. Ich war ein Jahr im Kosovo. Ich lese gern, zurzeit *„Amanda Herzlos"*. Mein Lieblingsgedicht ist *„Der Panther"* von Rainer Maria Rilke. Ich schreibe, um meine Gedanken zu beherrschen.

Ich bin 20 Jahre alt. Zu studieren macht mir Spaß. Ich tanze gerne. Ich bin gerne aktiv. Ich hatte erst eine echte Beziehung – zweieinhalb Monate mit einem Kosovo-Albaner – Ausgang tragisch. Ich verliebe mich gern. Ich bin eine Optimistin. Ich denke, man sollte solange an das Gute an einem Tag, in seinem Gegenüber und überhaupt allem, was einem passiert, glauben, bis das Gegenteil greifbar geworden ist. Ich muss Lieder, die ich mag, immer lauthals mitsingen.

Ich liebe meine Eltern, meine Schwestern, meine Tante, meine Freundinnen und Freunde. Ich liebe meinen Körper, nicht weil er sonderlich schön wäre, sondern weil er so tolle Sachen kann: Schmecken, Hören, Sprechen, Fühlen. Ich habe gerne Sex. Ich habe Angst vor Schmerzen, vor Wespen und manchmal davor, nicht genug Zeit zu haben. Und vor dem, was Menschen einander antun. Kitschfilme und traurige Bücher bringen mich zum Weinen.

Was sind die Fragen, die man einem Menschen stellen muss, um ihn kennen zu lernen? Was will ich wissen von dem Mann, der mir zurzeit perfekt erscheint? Woran denkst du, bevor du einschläfst? Was macht dich besonders glücklich? Was bringt dich zum Weinen? Wovor hast du Angst? Welche Partei wählst du? Wo fühlst du dich zu Hause? Welches Buch hast du zweimal gelesen? Was bedeutet für dich Treue? Was bedeutet dir deine Familie? Wie sprichst du über deine Exfreundin? Glaubst du an Gott? Definiere Liebe.

20
Dienstag
Tagebuch Uniklinik Leipzig

Heute habe ich meinen ersten Bestrahlungstermin. Ich liege, höre Robbie Williams und bin sauer auf meine Leber. Sie lässt mein Blut noch immer nicht richtig gerinnen, weswegen die zweite Chemo verschoben werden muss.

Ich habe gerade mein Handy angeschaltet und alte SMS gelesen, wie aus einem anderen Leben... Plötzlich bin ich sehr wehmütig geworden. Außerdem hat sich Florian seit Samstag nicht mehr gemeldet. Von August bis Mai wird er nach Finnland gehen. Mein Verstand rät mir, unsere häufigen Telefonate nicht überzubewerten. Ich erinnere mich daran, wie oft ich schon einen Mann, ohne ihn wirklich zu kennen, idealisiert habe. Meine Vorstellungen sind leider nicht zwangsläufig seine Eigenschaften. Miteinander zu telefonieren hat nichts damit zu tun, wie man im Alltag miteinander umgeht. Und doch machen seine Anrufe mich sektlaunig, ihr Ausbleiben bringt mich auf die Palme.

Entwurf für einen Brief an Florian:

Hallo Florian!
Die Chemo fängt wohl erst nächste Woche wieder an, meine Leber zickt rum. Heute ist der erste Bestrahlungstermin, ich bin ein bisschen ängstlich. Seit zwei Tagen fühle ich mich so klar wie ewig nicht mehr. Sämtliche Antibiotika wurden abgesetzt. Ich schreibe nachts Tagebuch oder lese, schreibe Gedichte ab, einfach aus Freude daran, dass meine Hände nicht mehr zittern. Ich muss schreiben, solange meine Gedanken noch klar sind und ich am Ende eines Satzes noch weiß, wie ich ihn begonnen habe. Deshalb auch dieser Brief, der kaum neue Informationen enthalten wird – ich muss eh unser nächstes Telefonat abwarten, der Adresse wegen.
Heute Morgen habe ich Robbie Williams gehört – die Aufwach-CD der letzten Wochen in der WG. Wenn ich die Augen nicht öffnete, war es leicht, mir vorzustellen, es sei Samstag, ich läge in meinem Bett und müsse nun entscheiden, ob ich aufstehen oder weiterschlafen soll. Eigentlich müsste ich noch zu Aldi, Marja und Anja frühstücken sicher gerade ...

Ich bin in einer „ich-will-einfach-nur-wieder-gesund-sein-und-mein-Leben-leben"-Stimmung. Im Krankenhaus zu liegen und abzuwarten ist nervenaufreibender als in Behandlung zu sein. Insofern könnte es sein, dass ich nach der Bestrahlung wieder zu mehr Ruhe und Gelassenheit finde.

Ich bin sehr froh, dass Dennis dich vor deinem Sarajevo-Trip an mich verwiesen hat, dass du mich hier anrufst, dass du mich besuchen wirst und überhaupt, dass ich dich habe. Und wenn es ohne diese Krankheit nicht zu dieser Intensität des Kontaktes gekommen wäre, dann kann ich sie schon jetzt nicht mehr nur schlecht finden!

Florian, ich freue mich auf deinen nächsten Anruf – jetzt gerade und sicher auch noch, wenn du das hier liest. Hab einen schönen Tag!

Deine Meike

21
Mittwoch
Tagebuch Uniklinik Leipzig

Ich habe gerade einen nervlichen Zusammenbruch. Ich will nicht krank sein, ich will keine Chemotherapie, um zu überleben, ich will nicht mehr hier liegen und allem so ausgeliefert sein. Ich will vor allem WEITERLEBEN, das kann ich nur, wenn ich durchhalte, verdammt!

26
Montag
Tagebuch Uniklinik Leipzig

Am Samstag ist meine Oma gestorben. Mama, Papa und Elke sind am Sonntag ganz früh nach Hause gefahren. Freitag ist die Beerdigung.

Als Elke und Mama am Samstag gerade aus der Stadt kamen, saßen Marco, Susanne und Frank hier. Der Chefarzt kam rein und zitierte Mama auf den Flur, um sie und die Krankenschwestern anzupampen, weil ich höchstens von zwei Menschen gleichzeitig Besuch haben soll. Wir waren von Ton und Heftigkeit sehr irritiert, weil der Arzt sonst immer so freundlich ist.

Später rief Mama mich an und erzählte, dass sie die Mutter von Patrick getroffen hätte, den 20-jährigen Jungen im Zimmer gegenüber. Die schmiss sich weinend in ihre Arme: Patrick liegt mit einer Lungenentzündung auf der Intensivstation. Man musste ihn ins künstliche Koma versetzen und bezweifelt, dass er wieder aufwachen wird. Wahrscheinlich hatte der Chefarzt deshalb so schlechte Laune. Ich musste weinen. Ein bisschen aus Angst, ganz viel aus Wut. 20 Jahre – das ist doch einfach zu jung zum Sterben. Noch vor einer Woche hatte die Mutter mich gebeten, dass ich ihn mal besuche, weil ich immer so positiv sei und es ihm so schlecht ginge – ich habe es nicht getan. Ich wollte mich nicht hineinziehen lassen. Wäre es wirklich so schwer gewesen? Ich hätte wohl kaum etwas ändern können, aber ich habe nicht mal versucht, ihn aufzuheitern. Ich versuche, mich selbst zu entschuldigen, mich selbst zu beruhigen, schließlich ist das nicht meine Aufgabe hier, außerdem hätte ich mich ja anstecken können...

Und doch, ein schlechtes Gefühl bleibt.

So viele intensive Gespräche habe ich mit Papa über Oma geführt. So vielen Menschen hat er im Sterben die Hand gehalten, aber als seine Mutter starb, saß er in einer Sitzung der EKD (Evangelische Kirche in Deutschland) hier in Leipzig. So war ich in der Rolle der Trösterin. So viele Gespräche mit Mama, Anna, Marco, Frank, Yvonne und natürlich mit Florian, der mich immer so gut versteht, der so witzig und toll ist. In zwei Wochen kommt er mich besuchen, gemeinsam mit Dennis.

29

Donnerstag
Tagebuch
Uniklinik
Leipzig

Himmelfahrt, Vatertag, Feiertag. Keine Bestrahlungen und strahlender Sonnenschein, den ich mit den Jalousien aussperre – ich bin sehr müde und ziemlich lethargisch. Bin das überhaupt noch ich? Gehörte es nicht zu meiner Persönlichkeit voller Energie zu sein? Auf Partys die Letzte, wenn jemand Hilfe braucht, die Erste, ständig in Bewegung, lachend, singend, gut gelaunt. Nun stehe bzw. liege ich still, meine Gedanken drehen sich im Kreis, ich werde schwermütig und müde. Ich kann nicht aufhören, mich selbst zu bemitleiden, mir selbst zu wünschen, alles wäre wieder normal – bin ich undankbar?

Philipp, mein Kosovo-Kollege, hat zweimal angerufen. Einmal, um zu fragen, wie es mir geht, und ein zweites Mal, um mir zu sagen, dass wir ein tolles Team waren und Großartiges geleistet haben. Zusammen mit mir würde er jederzeit wieder überall hingehen. Erinnerungen kriechen von den Rändern meines Bewusstseins in den Mittelpunkt: Philipp und ich bei Macciato und Fruchtsaft im Parkcafé, neben den großen Lautsprechern, aus denen albanische Schlager und internationale Hits tönen. Philipp und ich bei Stromausfall und Minusgraden in Decken gewickelt mit einer Tütensuppe vorm Gaskocher. Mirvete, die von ihren 18 Jahren die letzten sechs in Deutschland verbracht hatte, die sich im Kosovo überhaupt nicht zu Hause fühlte. Sie war durchgebrannt. Morgens um 7 Uhr stand sie weinend und frierend vor meiner Tür und bat mich, ihr zu helfen. Doch wie hätte ich ihr helfen können? Nun lebt sie in einem Dorf bei ihrem Onkel, pflückt Paprika und hofft auf den Mann, der sie trotzdem zur Frau nimmt. Die Geschichten von Krieg, Vergewaltigungen und Tod. Der Hass, der die Seelen der Menschen vergiftet.

Meine Beziehung zu Kuijtim, der mich verlassen hat, um nicht von mir verlassen zu werden, sobald ich nach Deutschland zurückkehren würde... Kuijtim, der mich betrogen und belogen hat und doch immer wieder neu behauptete, mich zu lieben, es nur nicht leben zu können. An dem Abend, als ich ihn – noch im Glauben, wir wären ein glückliches Paar – mit einer anderen Frau Händchen haltend auf der Straße traf, ist etwas in mir gebrochen, was bis heute nicht verheilt ist. Weg geschoben habe ich diese Erinnerung, versteckt, in eine große Schublade gesteckt, die ich nicht mehr öffnen wollte – nie wieder. Und nun bin ich so sehr mit mir allein, fast zu sehr bei mir, dass sich die Schublade von selbst öffnet und alte Wunden wieder aufreißen.

Wer bin ich:
Ich bin eine Frau
Ich bin Leukämie-krank
Ich bin Deutsche
Ich war 1 Jahr im Kosovo

3

DIENSTAG
Tagebuch
Uniklinik
Leipzig

Ich vernachlässige das Tagebuchschreiben ein wenig. Die täglichen Telefonate mit Florian und die Briefe an ihn sind kein schlechter Ersatz. Viel ist sowieso nicht passiert. Mein Zentraler Venenkatheder (ZVK) musste neu festgenäht werden, was ohne Betäubung passierte, weil drum herum eh alles entzündet war und die Spritze genauso weh getan hätte. Die Ärzte überlegen, ob ich jetzt nach Hause kann. Die Leber scheint sich im Moment nicht erholen zu wollen und am Mittwoch ist der letzte Tag der Bestrahlung.

Es ist unglaublich heiß hier. Ich weiß zwar noch nicht, ob ich das im Winter anders sehen werde, aber im Sommer krank zu sein ist besonders schlimm. Morgens strahlt die Sonne ins Fenster, den ganzen Tag locken die Wärme und Luft, der Duft der Blumen und Früchte mir die Besucher weg. Ich komme in eine wehmütige Stimmung, weil ich wohl dieses Jahr gar nicht an irgendeinem See liegen, mich bräunen, schwimmen, entspannen werde.

Auch all das tolle Obst, Pfirsiche, Nektarinen, Erdbeeren, Kirschen, darf ich nicht essen. Wenn dann die anderen von all den Sommerfreuden erzählen, werde ich fast schon eifersüchtig. Und so schließe ich die Augen und hänge meinen Gedanken nach.

Zum Glück kann selbst die schlimmste Chemotherapie einem nicht die Erinnerungen an all die Sommernächte nehmen, die man in seinem Leben schon verbracht hat.

6

FREITAG
Tagebuch
Mein 21.
Geburtstag

Das war ohne Zweifel einer der schönsten Geburtstage, die ich je gefeiert habe, um nicht zu sagen, der schönste. Von 15 bis 18 Uhr durfte ich im Aufenthaltsraum richtig feiern, mit bis zu zehn Menschen auf einmal. Mama hatte Chips, Süßigkeiten und Sekt besorgt und einen Rock und ein T-Shirt für mich gekauft. Marco und ich sangen *„If you could read my mind"* und *„Wenn ich tanzen will"*. Anna und ich tanzten zu Shakira. Ich habe so viele wunderbare Geschenke bekommen: Ein Buch mit Grüßen und Texten der Menschen von zu

Hause, aus Theater-AG und TenSing, vom CVJM und überhaupt. Auch die Leipziger hatten mir ein großes Buch mit Fotos und Sprüchen sowie guten Wünschen gestaltet.

Florian hat mir ein Tagebuch bemalt, von Mama und Papa habe ich einen Laptop bekommen, meine WG hat mir ein Plantschbecken als Schwimmbadersatz und ein Buch mit Rezepten für alkoholfreie Cocktails geschenkt. So viele liebe Menschen haben geschrieben und angerufen. Ich fühle mich so richtig verwöhnt und geliebt.

10
DIENSTAG
Tagebuch Uniklinik Leipzig

Seit Samstag bekomme ich wieder Therapie. Heute war eine Spritze in den Rückenmarkkanal fällig, damit die Krebszellen ihn ja nicht nutzen, um ins Gehirn zu wandern.

Nachmittags habe ich Florian zum ersten Mal gesehen – Hölle, ist der schön! Ich glaube, aus den Schmetterlingen sind beim Klang seiner Stimme, durch sein Lächeln und vor allem durch seine Augen Flugzeuge geworden. Nur kann ich leider überhaupt nicht abschätzen, wie er mich sieht. Der Nachmittag war schön, gemeinsam mit Anna und Dennis war alles sehr locker – keine Spur von Verlegenheit. Ob er gemerkt hat, dass ich zwar bemüht war, ihn anzusprechen und anzugucken, aber meinen Blick immer wieder gesenkt habe, aus Angst, er könne in meinen Augen mehr lesen, als zum jetzigen Zeitpunkt sinnvoll wäre?

11
MITTWOCH
Tagebuch Uniklinik Leipzig

Morgens um fünf bin ich wach geworden. Ich hatte solche Rückenschmerzen, dass ich weinen musste. Ich bekam eine Tablette und fiel in einen unruhigen Halbschlaf. Seitdem habe ich mich gewaschen und ein bisschen schön gemacht, natürlich nur für mich selbst... Florian und Dennis waren da, haben nachmittags Leipzig erkundet, abends waren sie wieder bei mir. Anja war auch da und hat die beiden eingeladen, mit ihr das Völkerschlachtdenkmal zu besichtigen. Ich bin eifersüchtig. Schon so viele meiner Bekannten sind ihrem Zauber erlegen – und als bettlägerige Frau mit Glatze bin ich wohl kaum konkurrenzfähig. Ich hatte noch nie so viel Angst, durch falsche Bemerkungen und überstürzte Erwartungen etwas zu zerstören.

12

DONNERSTAG
Tagebuch Uniklinik Leipzig

Kein bisschen schlauer, aber nach wie vor extrem begeistert von Florian. Übermüdet, aber aufgewühlt verbringe ich meinen Abend mit Fernsehen. Währenddessen lässt sich meine Mutter von Dennis und Florian vom Bahnhof abholen, um gemeinsam mit ihnen essen zu gehen. Ich bin gespannt, was sie über Florian sagt – ich bin sicher, dass sie mich versteht.

15

SONNTAG
Tagebuch Uniklinik Leipzig

Ich bin wieder allein. Florian und Mama sind auf dem Weg nach Hause. Am Freitag hatten Florian und ich ein „klärendes Gespräch", initiiert von meiner „Frau Mutter".

Klar ist, dass er mich sehr mag und ich ihm in den letzten Wochen extrem wichtig geworden bin; dass er das, was wir haben – den intensiven Kontakt, die Telefonate, die Briefe und die Besuche – aufrecht erhalten will, und das nicht nur mir zuliebe.

Klar ist aber auch, dass er sich zu mir unter den gegebenen Umständen sexuell nicht hingezogen fühlt. Ob generell, das kann er momentan nicht einschätzen. Klar ist also nur, dass wir weitermachen wie bisher und in einem mehr (für mich) oder weniger (für ihn) kribbeligen Schwebezustand bleiben. Das Gespräch hat also nicht unbedingt meine Wunschträume erfüllt, aber doch den Umgang miteinander für den Rest des Wochenendes erleichtert. Ich fühlte mich kein Stück entwürdigt, weil ich offensichtlich mehr für Florian empfinde als er für mich. Ich bin froh, ihn in meinem Leben zu haben, und dankbar, mich nicht verstellen zu müssen.

Ich habe heute erfahren, dass Patrick am Dienstag gestorben ist.

21
SAMSTAG
Tagebuch
Uniklinik
Leipzig

Morgens strahlt die Sonne ins Fenster,
den ganzen Tag lockt die Wärme
und Luft, der Duft der Blumen
und Früchte mir die Besucher weg
und mich in eine wehmütige Stimmung,
weil ich wohl dieses Jahr gar nicht
an irgendeinen See liegen, mich bräunen,
schwimmen, entspannen werde.
Auch all das tolle Obst Pfirsiche,
Nektarienen, Erdbeeren, Kirschen
darf ich nicht essen.

3

Donnerstag
Tagebuch
Uniklinik
Leipzig

Obwohl die letzte Chemo schon eine Woche her ist, sind meine Leukozyten total im Keller.

Doch ein Besuch von Anna und David, dem schönsten und nettesten (aber leider schon verheirateten) Studenten der Religionswissenschaften, hat der Frustration ein Ende bereitet. David hat mit mir geschäkert, als sei ich gesund... Das tat so gut. Ebenfalls gut tat zu bemerken, dass es auch noch andere Männer außer Florian gibt, die ich attraktiv finde. Besagter Florian kommt morgen ein zweites Mal zu Besuch – ich freue mich sehr auf ihn!

5

Samstag
Tagebuch
Uniklinik
Leipzig

Heute hatte ich solche Schmerzen in meiner rechten Schulter, dass ich kaum atmen konnte. Weil Paracetamol nicht ausreichte und Aspirinverwandte Schmerzmittel das Blut verdünnen (was nicht so gut kommt, wenn man Leukämie hat), bekam ich eine Infusion mit einem Morphin. Das nahm den Schmerz, gab mir ein schwebendes Gefühl und machte mich sehr glücklich.

Die Gespräche mit Mama und Florian waren sehr schön. Mama liest mir an solchen Tagen vor, ich habe dann das Gefühl, die Müdigkeit und Schwäche einfach annehmen zu können, mich um nichts kümmern zu müssen als um meine Gedanken.

6

Sonntag
Tagebuch
Uniklinik
Leipzig

Florian und ich haben uns gestritten. Gestern dachte ich, wir hätten uns ehrlich und offen unterhalten. Er ging dann zu Anna und ich schlief glücklich ein. Heute sagte Anna mir, ich solle mit manch flapsiger bzw. flirtiger Bemerkung mehr aufpassen. Florian wäre unsicher, ob ich nicht doch mehr erwarte, als er mir zu geben bereit sei.

Ich war so enttäuscht und wütend. Nicht, weil immer deutlicher wird, dass wir wohl nicht mehr als Freunde sind (das macht mich höchstens traurig), sondern weil er das nicht mit mir bespricht, sondern mit Anna.

Mit einer Freundin von mir. Und dann ihre Meinung als zutreffend annimmt. Hätte er jemanden angerufen, der mich nicht kennt, wäre das was anderes. Auch ich bespreche unsere Telefonate und seine Briefe mit anderen nach – aber wenn ich so gar nicht weiß, wie er etwas meint, dann frage ich doch ihn und nicht Dennis. Also habe ich ihn angerufen und versucht, ihm möglichst freundlich zu erklären, dass ich enttäuscht bin. Ich bin zwar nicht sicher, ob er verstanden hat, was mein Punkt bei der Sache ist, aber wir sind trotzdem wieder halbwegs versöhnt. Und nun bin ich froh zu wissen, dass er sich offensichtlich nicht scheut, sich mit mir zu fetzen. Nach – und wahrscheinlich auch wegen – der ganzen Aufregung kam ein Fieberschub, der mir gar nicht in den Kram passt. Ich will doch bald nach Hause.

9
Mittwoch
Tagebuch Uniklinik Leipzig

Weil ich nach wie vor Fieber habe, vermuten die Ärzte, dass mein Zentraler Venenkatheder infektiös ist. Man wird ihn mir also gleich ziehen und ich bekomme einen neuen.

11
Freitag
Tagebuch Uniklinik Leipzig

Heute war ein phantastischer Tag, ich durfte mit Mama den ganzen Nachmittag nach draußen. Wir liefen in die Innenstadt, wo wir in einer Kneipe mit Marco, Anne, Susanne und anderen ein Glas Sekt tranken und eine Kleinigkeit aßen. Dann gingen wir mit Susanne ins Kino: *„Ferkels großes Abenteuer"*. Danach haben wir noch Anna getroffen und gemeinsam gegessen. Nun habe ich wieder einen kleinen Fieberschub. Ich kann und will mir allerdings nicht vorstellen, dass das Fieber und dieser wunderbare Tag miteinander in Verbindung stehen.

13
Sonntag
Tagebuch Uniklinik Leipzig

Nachdem ich gestern mit 39,4 Grad Fieber aufgewacht bin und mich den ganzen Tag von Mama umsorgen ließ, geht es mir heute wieder sehr viel besser. Susanne brachte mir ein „Happy Meal" von McDonald's mit einer Ferkel-Figur als Überraschung.

14

MONTAG
Tagebuch Uniklinik Leipzig

Die Knochenmarkpunktion hat schrecklich wehgetan, ich bin noch immer ganz aufgelöst. Der Arzt hat wohl die Betäubung nicht lange genug einwirken lassen und auch nicht nachgespritzt, weil es sich angeblich nicht gelohnt hätte. Ich habe richtig laut gejammert, statt wie sonst ein paar Tränen und Seufzer hervorzubringen. So laut, dass Pfleger André mich vom Flur aus hörte und zum Händchenhalten kam. So ein unerwarteter Schmerz kann ein regelrechter Vertrauensbruch sein. Ich fühle mich auch seelisch verletzt und muss immer noch weinen, wenn ich davon erzähle.

20

SONNTAG
Tagebuch Uniklinik Leipzig

Ich durfte gestern und heute mit Mama ins Dorint-Hotel frühstücken gehen. Im Vergleich zum Angebot des Krankenhauses ist das wunderbar, allerdings habe ich es heute nicht so sehr genießen können, weil ich starke Knochenmarkschmerzen hatte.

22

DIENSTAG
Tagebuch Uniklinik Leipzig

Nach diesem wunderschönen Wochenende mit Mama bin ich noch immer erschöpft, aber keineswegs unglücklich. Viola hat mir gestern Nudeln gebracht und mir von ihrer ziemlich schrecklichen Kindheit erzählt. Sie war sich nie sicher, geliebt zu werden. Ich bin meinen Eltern so dankbar für das Urvertrauen, das sie mir mitgegeben haben, für die Sicherheit, geliebt und angenommen zu sein. Ich habe gerade wenig Kraft und Lust zu Höflichkeiten. Ich möchte nur nicht-anstrengende, nicht-fordernde Menschen um mich haben, möchte weder witzig, noch intelligent, noch unterhaltsam sein, schließlich ist es zurzeit auch nicht mein Job, die Erwartungen und Ansprüche anderer zu erfüllen. Erfülle ich noch meine eigenen? Es bricht mir das Herz zu wissen, dass ich Menschen, denen ich wichtig bin, weh tue, sie vor den Kopf stoße und ausschließe. Die Krankheit macht mich manchmal ganz schön rücksichtslos. Alles dreht sich nur noch um mich, wie es mir geht, wie meine Stimmung ist, nur meine Ängste, Probleme, Zweifel, Sorgen, Fragen haben Platz. Für andere scheine ich nur dann Raum zu haben, wenn es mir selbst gut geht.

27
Sonntag
Tagebuch Uniklinik Leipzig

Wenn ich ein Lied sein könnte, dann wäre ich gerne *„Tag am Meer"* von den „Fantastischen Vier" in der unplugged-Version. So ein Gefühl wie dieses Lied möchte ich so gerne erzeugen können – diese Wirkung hätte ich gerne auf andere Menschen.

Nach der *„Sendung mit der Maus"*: Kartoffelpü ist ein großartiges Wort!

28
Montag
Tagebuch Uniklinik Leipzig

Heute hat man bei mir Stammzellen abgesammelt. Ich hatte eine Spritze bekommen, die die Zellen im Knochenmark mobilisiert hat, so dass sie in meiner Blutbahn herum schwammen. Dann wurde mir ein zweiter Zugang in die Leiste gelegt (sehr unangenehm) und mein Blut acht Stunden aus mir heraus und wieder in mich hinein gepumpt. Ein Gerät, dessen Namen ich vergessen habe, hat dabei die Stammzellen aus meinem Blut herausgewaschen. Das hat gut geklappt und nun lagern in der Tiefkühltruhe der Uniklinik Stammzellen, die mir im Notfall wieder zugeführt werden können, damit sie sich wieder in meinem Knochenmark einnisten und Zellen produzieren können.

27.7.03

Wenn ich ein Lied ~~wäre~~ sein könnte, dann wäre ich gerne „Tag am Meer"
So ein Gefühl wie dieses Lied möchte ich so gerne erzeugen können...

1

Freitag
Tagebuch
Uniklinik
Leipzig

Die Zeit in Leipzig nähert sich ihrem Ende: Morgen werden Mama und Papa mit mir nach Hause fahren, in zwei Wochen werde ich mich in die Uniklinik Essen begeben. Zum Abschluss wurde noch eine Knochenmarkpunktion gemacht. Nachdem die letzte so scheußlich wehgetan hatte, habe ich diesmal auf ein über die lokale Betäubung hinausgehendes, mein Bewusstsein vernebelndes Mittel bestanden. Nie wieder lasse ich mich ohne das Zeug (Dormicum) stechen. Susanne, die zum Händchenhalten gekommen war, berichtete mir zwar, ich hätte geweint und gejammert, aber ich selbst erinnerte mich an nichts.

Zu Hause in Neukirchen-Vluyn und in der Uniklinik Essen 2003/04

5

Dienstag
Rundmail
zu Hause

Wir waren zur Vorstellung in Essen. Alles in Ordnung, in zwei Wochen muss ich wieder ins Krankenhaus, bis dahin muss ich zweimal die Woche zur Blutbildkontrolle. Am Donnerstag legen sie mir einen Port, das ist ein Venenzugang, der fest in meinem Brustkorb liegt, da jahrelang liegen bleiben kann und nicht wie ein Zentraler Venenkatheder öfter neu gelegt werden muss. Allerdings auch nicht mal eben schnell rausgezogen werden kann, wenn er sich entzündet.

Allgemeines
Nach wie vor habe ich Angst, sehr große sogar. Allerdings weniger vor dem Tod selbst als vor Schmerzen, oder davor, dass die Zeit mir davon rennt, mich gebührend zu verabschieden, falls ich sterben muss. Der Gedanke kommt automatisch. Ich bin es leid, ihn mit dem ständigen „ich-werde-das-natürlich-schaffen“ wegzudrängen. Ich möchte nicht wie der 20-Jährige aus dem Zimmer gegenüber eine Lungenentzündung bekommen, ins Koma fallen und nie wieder aufwachen.

Ich will mehr Zeit, um mich zu verabschieden. Zeit, letzte Briefe zu schreiben und Menschen anzurufen, jeder und jede soll wissen, wie wichtig er oder sie mir ist, soll sich gewiss sein, in meinem Herzen zu sein. Ich will mich nicht davonstehlen.

Die Angst ist es, die mich vor Zigaretten und Schimmelkäse bewahrt. Angst ist ansteckend. An guten Tagen scheine ich oft weniger Angst zu haben als meine Umgebung, an schlechten denke ich, dass nur ich wirklich Angst habe, weil niemand nachvollziehen kann, was ich gerade empfinde.

Ich habe Angst, für andere Menschen zur Belastung zu werden. Ich habe Angst, dass man sich aus Pflichtgefühl oder Mitleid bei mir meldet, statt deshalb, weil man Meike sehen oder hören will. Meine Krankheit macht mich nicht besser, weiser oder interessanter als vorher – außer man interessiert sich für Krankenhausgeschichten an sich, glaubt an die läuternde Wirkung von Leid und Schmerz (ich kann nur aus eigener Erfahrung sagen, dass sie einen eher dazu bringen, unhöflich und unfreundlich zu werden) und hofft, die eigenen Perspektiven gerader rücken zu können.

Ich will aber auch nicht so tun, als hätte die Leukämie nichts weiter bewirkt. Natürlich fühle ich mich älter, natürlich gehen solche extremen Situationen weder an der Familie, noch an Freundschaften und schon gar nicht an einem selbst spurlos vorüber. Ich verändere mich, meine Bedürfnisse, Wünsche, Träume, Pläne verändern sich. Mich selbst nicht zu kennen, ist ein beunruhigendes, manchmal auch aufregendes Gefühl.

Zeit

Obwohl meine Zeit gegenüber dem, was ich erwartet hatte, eventuell verkürzt sein wird, habe ich doch mehr Zeit als je zuvor. Ich habe Zeit für jeden Gedanken, jedes Gespräch, jeden Brief, jede noch so blöde Fernsehsendung, jedes Buch, jede CD – ob ich auch die Nerven dazu habe, ist eine andere Frage. Aber wenn nicht, dann halt später: Ich habe ja Zeit.

Ich empfinde bei all den Gräben, die sich zwischen gesunden und kranken Menschen so auftun, ganz viel Nähe. Nähe zu meinen Eltern, meinen Verwandten, meinen alten und neuen Freunden, Freundinnen und Bekannten. Ich muss zum Glück diesen Kampf nicht alleine kämpfen, sondern werde ganz viel gehalten, gestützt und getragen. Gott gehört auch zu den tragenden Händen. Ihr alle wisst, dass ich weder nach dem tieferen Sinn hinter meiner Krankheit suche, noch wütend auf Gott bin oder generell mit ihm hadere – mein Glaube hat Gedenkstättenfahrten überlebt, die Nachrichten, ein Jahr Kosovo, Zeitung lesen.

Mein eigenes Schicksal kann da wohl kaum der Grund sein, das Vertrauen in Gott als Kraft und Energiespender und mich liebender und mit mir leidender „Vater" (immer wieder scheitere ich an der Unzulänglichkeit von Worten bei dem Versuch, Gott zu beschreiben) zu verlieren.

Und so bete ich Abend für Abend dafür, dass ich weiter stark bleiben kann, dass ich nicht vergesse, wie sehr ich dieses Leben liebe, dass ich gegenüber den Menschen, die mich umgeben, nicht unfair werde, dass ich weiterhin nicht das Gefühl habe, allein zu sein... Oft bin ich traurig eingeschlafen und fröhlich, fast schon vergnügt erwacht mit der Gewissheit, dass ich alles, was vor mir liegt, schaffen werde.

Was mir schlechte Laune macht:
Schmerzen, Punktionen, Fieber, aber vor allem das Gefühl, die Kontrolle zu verlieren. Wenn sich ständig die Planung wieder ändert...

„Nach der zweiten Chemo geht es nach Hause"... „Nach der dritten Chemo geht es nach Hause"... „Wir machen dann auch noch die Stammzellenentnahme"... „Wir punktieren morgen, nein, übermorgen"... „Wir machen dann und dann und dann und dann weiter..."

Ich kann außerdem keinen Weltschmerz ertragen. Kommt zu mir mit euren Problemen, eurem Liebeskummer, Prüfungsstress oder sonst was. Ich höre mir das gerne an, ich denke gerne über Probleme anderer Leute und natürlich auch ihre fröhlichen Geschichten nach, aber lasst mich in Ruhe mit *„so einer generellen Antriebslosigkeit"*, mit Resignation und Sinnkrisen. Ich gestehe euch die voll zu, jeder darf mal 'ne Krise haben und lethargisch sein – tut es nur nicht vor mir, ich ertrage es nicht, wenn ihr der Welt ihren Zauber absprecht.

Was mir gute Laune macht:
Es ist schön, so oft angerufen zu werden, Briefe zu bekommen, von denen ich wohl einige rahmen und in Zeiten des Selbstzweifels über mein Bett hängen werde. Die Besuche sind natürlich großartig. Die Geschenke sind toll: all die CDs, Bücher, Anziehsachen und Kosmetika, der Schmuck und die Kuscheltiere.

Ich liebe „*Löwenzahn*“ und „*Die Sendung mit der Maus*“ und wie ich die kommenden Dienstagabende ohne „*Sex and the City*“ überstehen soll, weiß ich noch nicht. Ich bin immer noch im Rahmen meiner Möglichkeiten eine absolut begeisterte Esserin, Essen ist großartig! Sofern es nicht einer Krankenhausgroßküche entstammt.

Eine häufige Frage ist „Was kann ich denn tun?“:
Generell kann sich jeder als Knochenmarkspender registrieren lassen. Wenn ich es hoffentlich selbst nie brauchen werde, so gibt es doch genug Menschen, denen ihr damit das Leben retten könntet.

Auf mich persönlich bezogen fällt mir ein:

a) wenn ich im Krankenhaus bin: bringt mir Essen (nur welches, was ihr selbst essen würdet, mein Appetit ist tückisch, generell gilt: eher salzig und herzhaft als süß), kommt mich besuchen,

b) wenn ich zu Hause bin: macht mir Essen, ladet mich zum Essen ein, lasst euch Essen von mir machen, kommt mich besuchen, verbringt eure Abende mit mir, fernab von Kneipen und Discos, raucht nicht in meiner unmittelbaren Nähe,

c) sowieso immer: erzählt mir, ich sähe toll aus; wenn ihr mir was schenken wollt, schenkt Nagellack, Lippenstift, Bücher oder CDs, mir fallen wirklich keine Stofftiernamen mehr ein; besucht mich; ruft mich an; schreibt Mails; erzählt mir eure Probleme, von eurem Leben (auch von Partys und Schimmelkäse, wenn ich das nicht hören kann, sage ich Bescheid!); habt Geduld, wenn ich zickig oder unfair bin.

Meike

15

Freitag
Rundmail
zu Hause

Dies ist ein kleiner Test: Ich schreibe diese Mail auf meinem Laptop und speichere sie auf Diskette, um meiner Mutter zu zeigen, wie sie sie über meinen Account an euch schicken kann. Das wäre eine Möglichkeit, hin und wieder auch aus der Klinik heraus übers Internet mit euch in Kontakt zu treten. Eventuell werde ich trotzdem nichts von mir hören lassen, weil mir die Chemo zu sehr zusetzt, ich keine Lust habe oder ich mich schon mit Besuchen und Anrufen überfordert fühle.

Ich werde ab Montag also in Essen zu finden sein, Station M5. Ihr könnt ab Dienstag alle wichtigen Nummern von meinen Eltern erfahren, aber versucht bitte, nicht alle bei uns, sondern euch untereinander anzurufen.

Ich bin ziemlich angespannt und sehr traurig, dass die Zeit hier schon wieder vorbei ist – danke für all eure Besuche, eure Anrufe und Mails. Ich bin ängstlich, weil ich die Ärzte und Schwestern noch nicht kenne, nervös wegen meiner zwei bis drei Zimmergenossinnen, aber auch froh, dass der Krebs weiter bekämpft wird. Bei der letzten Knochenmarkpunktion in Leipzig war übrigens kein Krebs mehr nachweisbar, es läuft also weiter alles großartig.

Ich denke an euch und bemühe mich, mich regelmäßig zu melden. Also: bis die Tage und kommt ruhig vorbei, ich freue mich sehr.

15

Freitag
Kalendernotiz
zu Hause

Nicht was wir gelebt haben, ist das Leben, sondern das, was wir erinnern und wie wir es erinnern, um davon zu erzählen.

Gabriel Garcia Marquez

19

Dienstag
Rundmail
zu Hause

Bis morgen früh um 8 Uhr haben sie mich gehen lassen, weil der Oberarzt es noch nicht geschafft hat, sich die Ergebnisse meiner Punktion anzusehen. Daher beginnt die Behandlung erst morgen. Am Sonntag bekam ich ein Kribbeln in Fußsohlen und Händen, das sich in Beinen und Armen ausbreitete und schmerzhaft wurde – war wohl eine allergische Reaktion auf die bevorstehenden „Krankenhausqualen“... Montag tat mir nach wie vor alles weh, meine Augen waren total verquollen. Die Ärzte und Schwestern sind alle sehr nett, auch das Zimmer ist schön. Besuchszeit ist hier sogar bis 20.30 Uhr.

Viel ist mit mir noch nicht passiert, sie haben mich mal wieder punktiert – mit Dormicum.

Meine Zimmergenossin Manuela ist 30, hat Akute Myeloische Leukämie (AML), was eine schlimmere Form von Leukämie ist als meine. Nächste Woche wird sie zur Knochenmarktransplantation verlegt. Sie wird seit März behandelt, war nur zwei Wochen zu Hause und spricht kaum auf die übelkeitsstillenden Mittel an. Gestern Abend war es ganz schlimm, da war sie nur am Kotzen, sie vertrug ein Medikament nicht, hatte Schüttelfrost, Heulkrämpfe und Durchfall. Da nur so wenige Schwestern da waren, dauerte es ewig, bis jemand Zeit hatte, sie sauber zu machen. Ich fühlte mich grauenhaft, weil ich zwar Mitleid hatte und ihr gut zuredete, aber viel lieber ein anderes Zimmer bekommen hätte, um schlafen zu können. Und um wieder selbst das ärmste Wesen zu sein, das ich kenne.

Es tut mir Leid, dass ich all die lieben, verständnisvollen und treffenden Antworten auf meine Mail nicht beantwortet habe. Auch ihr habt mir des Öfteren die Tränen in die Augen getrieben. Also irgendwann in den nächsten Tagen geht’s nun wirklich weiter.

Mit ganz lieben Grüßen...

20
Mittwoch
Rundmail
zu Hause

Und noch eine Mail von hier: Wieder habe ich den Tag im Krankenhaus verbracht, wieder hat die Chemo nicht begonnen und wann sie beginnen wird, ist noch nicht klar. Das Problem ist mal wieder meine Leber. Werte, die eigentlich unabhängig von den Giften einer Chemo sein müssten, sind erhöht, was auf eine Hepatitis hindeuten würde.

Das Bild meiner Leber, das sich heute zweimal bei Ultraschalluntersuchungen gezeigt hat, ist jedoch das normale Bild einer durch Chemotherapie beanspruchten Leber. Also müssen weitere Tests gemacht werden (Urin und Blut), um herauszufinden, was der alten Zicke fehlt. Glücklicherweise hat die Punktion gezeigt, dass im Knochenmark alles in Ordnung ist. Die Ärzte hatten nämlich Angst, die Leukämie sei schon wieder ausgebrochen (was extrem früh und damit schlecht gewesen wäre), denn auch die Thrombozyten sind gesunken.

21

Donnerstag
Rundmail
Uniklinik
Essen

Langsam wird es langweilig. Es ist nach wie vor nicht klar, was meine Leber für ein Problem hat. Die Werte werden wundersamerweise besser, aber die Ärzte wollen noch ein bisschen weitersuchen (ist ein Virus schuld? Oder ist das Ganze genetisch bedingt und jetzt erst aufgefallen?), bevor wir mit der Chemo weitermachen.

Ein bisschen Sorgen macht mir das schon. Wäre nicht so witzig, wenn ich einen bösen Virus hätte, Aids zum Beispiel (sehr unwahrscheinlich, weil ich das nur aus einer Blutkonserve haben könnte, die sind aber mittlerweile ja mehr als gut kontrolliert), ich gehe davon aus, dass es was Harmloses ist, zumal es mir gut geht.

Am Wochenende darf ich nach Hause, also fahrt nicht in Scharen nach Essen, sondern nach Neukirchen-Vluyn.

26

Dienstag
Kalendernotiz
Uniklinik
Essen

Endlich geht es weiter. Die letzte Zeit war zwar dank viel Besuchs und gutem Wetter sehr schön, nervös war ich aber trotzdem!

29

Freitag
Kalendernotiz
Uniklinik
Essen

Meine Werte sind prima!
Manuela ist heute verlegt worden.

30

SAMSTAG
Kalendernotiz
Uniklinik
Essen

Mir ist so schlecht.

Nicht was wir gelebt haben, ist das Leben, sondern das was wir erinnern und wie wir es erinnern, um davon zu erzählen.

Gabriel García Márquez

1
MONTAG
Kalendernotiz
Uniklinik
Essen

Endlich hat die Kotzerei ein Ende.

4
DONNERSTAG
Tagebuch
Uniklinik
Essen

Mir geht es super! Mittags habe ich Pommes gegessen, mit Mama war ich im Kino in „*Fluch der Karibik*", und abends habe ich noch Pizza bestellt. Meine neue Zimmergenossin ist eine ganz reizende, alte Dame, die allerdings darauf drängt, auf die Privatstation verlegt zu werden, weil sie so viele Verdauungsprobleme hat und ihr das peinlich ist.

5
FREITAG
Tagebuch
Uniklinik
Essen

Ich habe mich geduscht und schön gemacht und bin mit Yvonne mit dem Taxi zum Schuhe kaufen gefahren. Dann haben wir noch bei McDonald's gegessen. Es ist schon toll, dass ich so viel machen kann, wenn meine Zellen gut sind. Ich weiß nicht, ob dieser Wechsel zu einem normaleren Leben auch in der Therapie verwurzelt ist oder ob die Philosophie der Essener Uniklinik eine andere ist als die der Leipziger, auf jeden Fall genieße ich es sehr.

7
SONNTAG
Tagebuch
Uniklinik
Essen

Ein weiterer Tag Freigang liegt hinter mir. Gestern war ich mit Mama essen und einkaufen. Abends sind wir auf einen Geburtstag gegangen, ich habe ganz viel mit Papa getanzt. Gegen 23 Uhr war ich zurück in meinem Klinikbett.

17
MITTWOCH
Kalendernotiz
Uniklinik
Essen

Habe sehr gekotzt, gemeinsam mit Melanie, meiner derzeitigen, ganz wunderbaren Nachbarin.

22
Montag
Rundmail Uniklinik Essen

Es ist viel zu viel Zeit vergangen seit der letzten Mail an euch. In einem Informationsheft der Deutschen Krebsgesellschaft habe ich gelesen, dass die Müdigkeit und Schlaffheit, die unter einer Chemotherapie auftreten, selbst eine Krankheit sind. Fatigue heißt sie und kann auch andere Ursachen haben. Die häufigsten Anzeichen (ich zitiere):

- *Müdigkeit, Energiemangel oder unverhältnismäßig gesteigertes Ruhebedürfnis,*
- *Gefühl der allgemeinen Schwäche oder Gliederschwere,*
- *Konzentrationsstörungen,*
- *Mangel an Motivation, den normalen Alltagsaktivitäten nachzugehen,*
- *Schlaflosigkeit oder übermäßiges Schlafbedürfnis,*
- *Erleben des Schlafes als wenig erholsam,*
- *Gefühl, sich zu jeder Aktivität zwingen zu müssen,*
- *Störungen des Kurzzeitgedächtnisses.*

Noch Fragen?

Nein, so geht es mir nicht die ganze Zeit, aber oft. Daher bekommt ihr auch keine Briefe, obwohl es so viele wunderbare Briefe und Mails zu beantworten gäbe. Außerdem haben meine Mutter und unser PC zu Hause nach wie vor ein sehr schlechtes Verhältnis zueinander! Ich melde mich also weiterhin nur sporadisch. Seit Freitag ist nichts mehr passiert. Die Leber spinnt und zickt mal wieder rum. So habe ich jeden Morgen Blutabnahme, jeden Mittag die Information, dass ich wieder Proteine brauche und jeden Nachmittag/Abend die Infusionen (sechs bis acht Beutel). Ständig habe ich Nasenbluten und neige zu blauen Flecken. Zwischendurch kann ich immer mal ein paar Stunden raus, in die Sonne, einkaufen. Habe ich schon erwähnt, dass ich jetzt

Hosengröße 38 habe? Und dass Deichmann mit den Schuhen, die ich mir da geholt habe, plötzlich Werbung macht?

Ich war bei einer Geburtstagsfeier und bei der letzten Mitarbeiter- und Mitarbeiterinnen-Tagung der ESR (Evangelische Schülerinnen- und Schülerarbeit im Rheinland) – wenn auch nur für ein paar Stunden. Trotz der Abwechslung ist es ganz schön hart hier. Meine erste Zimmergenossin hat die Station gewechselt, um eine Knochenmarktransplantation zu bekommen, die nächste musste mit einer Lungenentzündung auf die Intensivstation (mittlerweile ist sie wieder hier, aber in einem anderen Zimmer), dann kamen noch eine ganz süße alte Dame, die ein Zimmer mit Toilette brauchte, und ein türkisches Mädchen, das gar kein Blutproblem hatte, aber ein freies Bett brauchte.

Und schließlich Melanie, 32, verheiratet mit Roland, 35, drei Kinder. Sie hat einen Rückfall, die Knochenmarktransplantation im April hat sie nicht heilen können, sie war hier zum Weiterkämpfen und bekommt die Diagnose, dass sie ohne Therapie nur noch Tage, mit Therapie Wochen, vielleicht Monate zu leben hat. Zurzeit sieht es so aus, als würde sie die Therapie nicht überstehen. Sie muss immer stärkere Schmerzmittel nehmen. Ich habe sie so lieb gewonnen und bin so traurig und wütend und ängstlich. Melanie, die fröhlich, liebevoll und warmherzig ist, die wunderschön singen kann und die so lebendig ist, die soviel aushält, ist seit gestern ständig von Schmerzmitteln benebelt und oft hilflos wie ein Kind. Gestern hat sie geweint vor Schmerzen in der Lunge, da habe ich auch weinen müssen und bin zu den Schwestern gelaufen. Ich habe so geweint, als ob ich die Schmerzen selber hätte. Wegen Melanie, die noch nicht sterben soll und wahrscheinlich doch sterben wird, wegen mir selbst, die ich wieder mal Angst bekommen habe, wegen der Anspannung der letzten Tage.

Für mich ist nur so wenig Raum, in unserem Zimmer dreht sich alles um Melanie, was richtig ist, denn neben ihr kann ich nicht jammern. Worüber denn? Dass ich erst mal nicht nach Hause kann? Sie kann wahrscheinlich nie mehr nach Hause. Melanie ging es später besser. Abends kamen Kathrin, Mama und Papa. Wir haben zusammen Abendmahl gefeiert und *„Von Guten Mächten wunderbar geborgen“* gesungen. Da ging es mir besser, der Raum war so voll Liebe und Geborgenheit, Vertrauen und Hoffnung. Und mein Herz wurde ganz weit, und ich hatte Platz, soviel Platz für so viele Menschen und für mich. Und ich dachte an all das Schöne, was ich schon erlebt und gesehen und erfahren habe, und daran, wie viel Glück ich immer gehabt habe. Immer ist alles so gelaufen wie geplant, – den Kosovo lassen wir jetzt mal außen vor –, immer hatte ich alles im Griff und jetzt habe ich absolut nichts im Griff, weder meinen Körper noch meine Emotionen...Tja, die Augen zu schließen, sich nur noch vorsichtig vorwärts zu tasten und darauf zu vertrauen, dass es gut ausgeht, was auch immer das heißt, fällt mir nicht so ganz leicht.

Ich schreibe euch mein Lieblingsgedicht, bzw. ich versuche, es auswendig zusammen zu kriegen:

Austreibung

Ich weiß, ich schreibe mir die Geister auszutreiben,

das Gesindel von Ängsten, das mich verfolgt.

Noch weiß ich nicht, wer diese neue Frau ist, die ich bin.

So wie die Stadt nach der Katastrophe unbekannt ist,

wenn die Bezugspunkte wichtiger Bauwerke fehlen.

Ich weiß nur, mich überzieht ein geographisches Netz von Rissen

aus denen zeitlose Vergangenheiten aufsteigen.

Ihr Beben kann ich nicht messen.

Dunkel erahne ich, taste, suche

das Ende einer bitteren, doch immer noch süßen Blindheit.

Gioconda Belli

Bis bald, Meike

29

MONTAG
Rundmail
Uniklinik
Essen

Ich schreibe nur kurz, weil ich sehr müde bin.

Heute wurde ich punktiert, ab morgen soll die nächste Chemo laufen. Da die nächsten zwei Wochen von den Medikamenten her relativ harmlos sind, werde ich wohl ambulant behandelt. Das heißt, ich stehe jeden Morgen um 6 Uhr auf, um mit Papa auf seinem Weg nach Düsseldorf einen Schlenker über Essen zu machen, lasse mir Blut abnehmen, schlucke eine Tablette oder bekomme eine Infusion. Wenn ich schlechte Werte habe, bekomme ich noch Hämoglobin oder Proteine, dann geht es mit dem Taxi zurück nach Hause. Auf jeden Fall ist das schöner, wenn auch etwas stressiger, als im Krankenhaus zu liegen.

Für die zweite Hälfte der nächsten Chemo (ebenfalls zwei Wochen) muss ich dann wieder ins Krankenhaus. Wahrscheinlich gehen mir die gerade gewachsenen Haare erneut aus und wahrscheinlich werde ich ziemlich oft sehr müde sein. Zurzeit ist aber alles in Ordnung und ich freue mich, von euch zu hören oder auch euch zu sehen.

Seid gedrückt und geküsst! Meike

Austreibung

Ich weiß ich schreibe, mir die Geister auszutreiben
das Gesindel von Ängsten, das mich verfolgt.

Noch weiß ich nicht wer diese neue Frau ist
die ich bin – so wie die Stadt nach der
Katastrophe unbekannt ist, wenn die Bezugspunkte
wichtiger Bauwerke fehlen

Ich weiß nur mich überzieht ein geographisches
Netz von Rissen
aus denen zeitlose Vergangenheiten aufsteigen
ihr Beben kann ich nicht messen
Dunkel erahne ich, taste, suche
das Ende einer schmerzhaften, oder immer noch
süßen Blindheit.

Gioconda Belli

3
FREITAG
Rundmail
zu Hause

Endlich hätte ich mal wieder ausschlafen können... Und dann weckt mich meine innere Uhr um acht, obwohl ich erst sehr spät im Bett war. Das Wochenende ist frei von jeglichen Kontrollen. Meine Blutwerte sind nämlich sehr in Ordnung. Eventuell geht es dann nächste Woche wieder los mit der Chemo, erst mal ambulant.

Ich genieße die Zeit zu Hause sehr, zumal so viele Menschen mich besuchen und ich in der vergangenen Woche fast das Leben einer gesunden Frau führen konnte, mit Besuchen in meiner alten Schule und im Gemeindeamt, mit Kaffee im „Extrablatt“ in Moers und Wein zu Hause mit lieben Menschen. Heute holt Annika mich für einen Tag nach Köln. Trotzdem werde ich natürlich versuchen, auf mich aufzupassen, die Zeichen meines Körpers zu beachten und mich ja nicht zu überfordern, denn eine Erkältung brächte mich zurück ins Krankenhaus.

Seid lieb gegrüßt und habt auch ein schönes Wochenende! Meike

4
SAMSTAG
Rundmail
zu Hause

Eine kleine Zwischenmeldung vom „freien Wochenende“: Ich bin auf eine Party gegangen und habe bis 5 Uhr morgens gefeiert. Ich habe mich zwar nicht total abgeschossen, aber einen gewissen, fröhlichen Sekt-Pegel gehalten. Heute rächt sich mein Körper – ich hatte den Sekt unterschätzt und jetzt ist mir schlecht, aber ich bereue es nicht. Es war so schön, mal wieder zu tanzen, nette Menschen kennen zu lernen, was zu trinken und sich so normal zu fühlen. Jetzt werde ich die nächsten Monate wieder brav sein, aber es wird mir leichter fallen. Ich hatte vor allem das Tanzen dermaßen vermisst!

4
SAMSTAG
Tagebuch
zu Hause

Ich habe mir heute die Seele aus dem Leib gekotzt. Die ganze Autofahrt von Köln nach Hause und den Rest des Tages fast stündlich. Weil ich irgendwann zu schwach war, mich noch an der Kloschüssel hoch zu ziehen, habe ich einen Stuhl vor das Klo gestellt. Mama verabreichte mir löffelweise Kamillentee mit Honig und nun geht es ein wenig besser.

7
Dienstag
Rundmail
zu Hause

Ich habe heute einen freien Tag, bevor morgen die Chemo mit zwei Infusionen und einer Spritze in den Rückenmarkkanal begonnen wird. Zum Glück hat sich mein Party-Feiern nicht negativ auf meine Werte ausgewirkt. Die Anzahl der Zellen ist sogar leicht angestiegen. Der Arzt sagte was von der positiven Wirkung von Glücksgefühlen aufs Immunsystem...

Trotzdem soll ich in Zukunft vorsichtiger sein, ich habe mir nämlich einen Schnupfen eingefangen. Nach wie vor bekomme ich keine Antibiotika, damit ich nicht resistent werde, stattdessen ließen Mama und ich uns gestern in der Apotheke eine „30-Tage-Vitamin-und-was-man-sonst-so-braucht-Kur" aufschwatzen. Nahrungsergänzend bei Chemo- oder Strahlentherapie. Außerdem bekam ich noch Narbencreme, die eigentlich Anti-Falten-Creme ist (jedenfalls laut Packungsaufschrift), weil meine Narbe vom Port doch ziemlich doof aussieht.

Ab Donnerstag bekomme ich Cortisontabletten; das heißt, dass ich dann wohl wie ein Frosch rumlaufe (soll heißen, mit aufgeblähten Wangen und Wassereinlagerungen an der Hüfte und in den Beinen, einem Stiernacken und schulterbreitem Hals). Ich weiß, dass es albern ist, sich darüber aufzuregen, wenn man eine lebensbedrohliche Krankheit hat, aber sich hässlich zu fühlen, steigert nun wirklich nicht die Stimmung. Ich hatte mich schon sehr daran gewöhnt, mit meiner neuen Figur Eindruck zu schinden.

Woran ich mich auch sehr gewöhnt habe ist das „noch-bei-Melanie-Vorbeischauen", wenn ich in der Tagesklinik bin, und ich werde sie absolut vermissen, wenn sie nun am Donnerstag nach Hause geschickt wird.

Ach, bezüglich der Party in Köln zitiere ich einen Satz aus dem Film *„Den einen oder keinen"* (Teenie-Film, der an manchen Stellen versucht, tiefsinnig zu sein): *„Es geht nicht um den Sinn des Lebens, sondern um das Gefühl des Lebens."*

So, jetzt mache ich mich schön (so lange da noch was zu machen ist), weil wir Essen gehen.

Fühlt euch gedrückt und wahlweise auf die Wangen geküsst, Meike

11

Samstag
Rundmail
zu Hause

Die erste Ladung Chemo habe ich ganz gut vertragen. Auch die Spritze in den Rückenmarkkanal war – dank eines sehr lieben, sanften, die Betäubung abwartenden Arztes – gar nicht so schlimm. Ich war danach nur sehr müde und verpennte den gesamten Mittwochnachmittag sowie den Donnerstagvormittag, bevor ein bisschen Energie in meinen Körper zurückkehrte. Ich muss erst am Mittwoch wieder ins Krankenhaus, dann bekomme ich weitere Infusionen und eine Spritze. Ich genieße die freien Tage zu Hause. Das Cortison hat bisher auch noch nicht zu „Stammfettsucht, Vollmondgesicht, Depressionen, ausbleibender Libido und wildem Haarwuchs“ (alles Nebenwirkungen laut Packungsbeilage) geführt, was mich sehr glücklich macht!

Gestern war ich mit Mama Mal- und Anziehsachen kaufen, abends kam Kathrin. Heute mache ich mit Freundinnen einen Frauenabend und morgen gibt es Brunch mit zwei meiner Lieblingsmänner aus Köln, abends bin ich zum Essen eingeladen. Ab Montag habe ich wieder ganz viel freie Zeit, falls euch nach einem Besuch oder einem längeren Telefonat mit einer zurzeit sehr vergnügten Kranken ist.

13

Montag
Rundmail
zu Hause

Guten Abend!
Nach einem wunderbaren Wochenende mit ganz vielen tollen Besuchen, leckerem Essen, einem bisschen Rotwein und netten Gesprächen geht es mir nach wie vor so richtig gut zu Hause. Heute habe ich ganz viel gemalt, Hörbücher gehört und bin mit meiner Mutter und Tante zum Essen gegangen. Zum Abschluss kuschelte ich mich mit einem Buch von Dorothee Sölle ins Bett. Dabei bin ich auf ein Gedicht gestoßen:

Gegen den tod

Ich muss sterben
aber das ist auch alles
was ich für den tod tun werde

Alle andern ansinnen
seine beamten zu respektieren
seine banken als menschenfreundlich
seine erfindungen als fortschritte der wissenschaft
zu feiern
werde ich ablehnen

All den anderen verführungen
zur milden depression
zur geölten beziehungslosigkeit
zum sicheren wissen
dass er ja sowieso siegt
will ich widerstehen

Sterben muss ich
aber das ist auch alles
was ich für den tod tu

Lachen werd ich gegen ihn
geschichten erzählen
wie man ihn überlistet hat
und wie die frauen ihn
aus dem land trieben

Singen werd ich
und ihm land abgewinnen
mit jedem ton

Aber das ist auch alles

Dorothee Sölle

In diesem Sinne, eine gute Nacht und warme Füße
(meine sind nämlich gerade kalt),
Meike

15

MITTWOCH
Tagebuch
Uniklinik
Essen

Ich sitze in der Tagesklinik in Essen. Ich habe kaum schlafen können, zu viele Gedanken spinnen ihre Fäden kreuz und quer durch meinen Kopf.

In einer Woche werde ich viereinhalb von neun Chemotherapien hinter mich gebracht haben. Die Hoffnung, nächstes Jahr um diese Zeit in einem Hörsaal zu sitzen, steigt. Ich bin so wach und klar, wie man es nur nach einer durchgemachten Nacht ist, sobald man den toten Punkt überwunden hat. Ich berausche mich an der kalten Luft, die jedes Mal in den Raum strömt, wenn jemand die Tür öffnet, und noch mehr an den so wunderbar gewählten Worten von Connie Palmen: *„Wer unbedingt Schriftsteller werden will, muss Bücher schreiben, darauf läuft es hinaus.“* (Connie Palmen, *„Die Gesetze“*, S. 27)

Alles, was ich in den letzten Jahren immer wollte, war Schreiben, beruflich, meine ich – ansonsten, insbesondere zwischenmenschlich, wollte und will ich noch einiges mehr. Ich denke schon, dass ich es zu einer gewissen Eloquenz gebracht habe... zu einer gewissen Kreativität leider nicht.

Plötzlich möchte ich aufstehen und durchbrennen, zum Bahnhof und in den nächstbesten Zug, weit weg von Essen, von der Therapie, von meiner Krankheit, die mich wohl doch wieder einholen würde.

19

SONNTAG
Rundmail
zu Hause

Papa hat den Kamin angemacht, Mama liest auf der Couch und ich fühle mich ein bisschen wie früher am Ferienende. Die letzten Wochen zu Hause waren so schön und entspannt, dass ich wenig motiviert bin, mich am Dienstagmorgen stationär aufnehmen zu lassen, jeden Morgen um 7 Uhr geweckt zu werden, mein Zimmer teilen zu müssen, fragen zu müssen, ob ich den Fernseher anmachen kann, die Musik laut, das Fenster auf. Zu Hause fühle ich mich sehr viel freier.

Büffelmozarella mit Tomaten (Grundnahrungsmittel der letzten Tage) lässt sich auch im Patientenkühlschrank lagern. Vielleicht habe ich ja

Glück und viele gute Tage, an denen ich um und in Essen spazieren gehen kann. Es gibt sehr viele Kinofilme, die ich in nächster Zeit gerne sehen würde (*„Das Wunder von Bern“*, *„Ein unmöglicher Härtefall“*, *„Rosenstraße“*), und die Essener Innenstadt ist auch noch nicht voll erschlossen.

Heute hat sich doch noch die Wirkung des Cortisons gezeigt: Ich habe ein Froschgesicht. Freundlicher ausgedrückt: Setzt mir eine blonde Lockenperücke auf, ein Krönchen mit Sternen, malt meine Wangen an, steckt mich in ein weißes Kleid und schon habt ihr den perfekten Rubensengel. Weil mein Gesicht mit Haaren drum herum schlanker wirkt und ich zurzeit ein ganz eitler Fratz bin, habe ich heute die Perückensaison eröffnet. Ein bisschen ungewohnt fühlt sich das schon an, ist aber viel wärmer und sieht eigentlich ganz gut aus.

Ich lese zurzeit Connie Palmen (*„Die Gesetze“*). Ich bin begeistert von dieser Frau, ihrer Art zu schreiben. So regt sie sich zum Beispiel auf, dass man ständig hört und liest, wie wichtig die Selbstliebe ist, die eigene Erfüllung, dass nur lieben kann, wer sich selbst liebt. Es ist aber doch ihrer (und auch meiner) Meinung nach nur möglich zu lieben, wenn man auch geliebt wird. Wer genügt sich denn schon selbst, wer braucht keine anderen Menschen, die ihn halten, die ihn stützen, lieben und bestätigen? Und wenn jemand keinen anderen braucht, keinerlei Anerkennung von außen, kein Umarmen, kein Feedback, ist er dann jemand, der ich sein will? Zeigt sich nicht doch der Wert eines Menschen und seines Lebens in dem, was er anderen ist?

Für mich ist nur völlig klar, dass ich ohne euch, ohne meine Eltern und ohne Gott das letzte halbe Jahr nie durchgehalten hätte. Nur weil ich weiter das Gefühl hatte, anderen Menschen was zu geben, von anderen Menschen was zu bekommen, nur weil es Menschen gab zum Reden, ins Kino gehen, Tanzen und Festhalten, sitze ich jetzt hier und mir geht es gut. Nicht nur „es ist schon okay“, nein, richtig gut. Ich bin voller Zufriedenheit und Glück in Gedanken an euch und mein Leben, und ich wünsche euch allen einen guten Wochenanfang.
Viele Grüße von Meike

20

Montag
Kalendernotiz
zu Hause

Familienessen bei „Mama Leone“ in Duisburg. Heute feiern wir Bergfest, viereinhalb von neun Chemotherapien liegen hinter mir.

27

Montag
Rundmail
Uniklinik
Essen

Seit Dienstag liege ich wieder stationär. Das Zimmer ist ein bisschen klein, dafür aber gemütlich, meine Nachbarin ist nett und kommt am Montag wieder raus. Mir geht es so lala.

Dienstag und Mittwoch hatte ich ganz schlimme Glieder- und Gelenkschmerzen, das hat sich zum Glück mittlerweile wieder erledigt. Am Mittwoch bekam ich dann drei Chemospritzen in den Rücken, die waren wohl ziemlich heftig. Seit Donnerstag ist meine Mundschleimhaut so kaputt, dass ich vor Schmerzen kaum sprechen konnte, geschweige denn essen. Sämtliche Zellen gingen in den Keller. Die Chemo wurde erst mal unterbrochen. Ich bekomme Morphium für die Schmerzen und Zovirax für den Mund.

Ich soll mir keine Sorgen machen, alles sei völlig normal. Also, ich muss mich mal wieder in Geduld üben – was ich ja so schlecht kann, wenn kein Ende in Sicht ist. Schlechte Leukos heißt ja leider auch, dass ich nicht spazieren gehen kann und keine Tomaten essen darf. Das Morphium macht mich träge, ich schlafe mehr als ich wach bin. Heute Morgen fingen die Haare wieder an auszufallen. Um das Elend auf die Spitze zu treiben: Mein persönlicher Lieblingsarzt hat die Station gewechselt.

Okay, alles nicht wirklich schlimm, es gibt auch andere Sachen zu berichten: selbstgestrickte Schals und Kalender gedeihen prächtig. Pfleger, Schwestern, Ärzte und Ärztinnen sind alle lieb und nett (mein Morphiumperfusor wurde mit Blümchen bemalt). Morphium sorgt für extrem farbenfrohe Träume, ich habe nun Physiotherapie, ich bekomme Besuch und ich sehe immer noch besser aus als die meisten hier. Falls ich also deprimiert klinge, nehmt es nicht zu ernst. Ich bin mittlerweile ganz schön verwöhnt. Außerdem geht es mir jetzt, wo ich all die Zipperlein mal benannt habe, gleich viel besser.

27
MONTAG
Kalendernotiz
Uniklinik
Essen

Ich finde mich schön!

28
DIENSTAG
Tagebuch
Uniklinik
Essen

In der Ergotherapie habe ich versucht mich selbst einzufangen. Veränderungen in Körper und Geist, Metamorphose, ich als Schmetterling im Kokon – passt das Bild? Werde ich am Ende schöner, stärker, facettenreicher sein? Werde ich fliegen lernen?

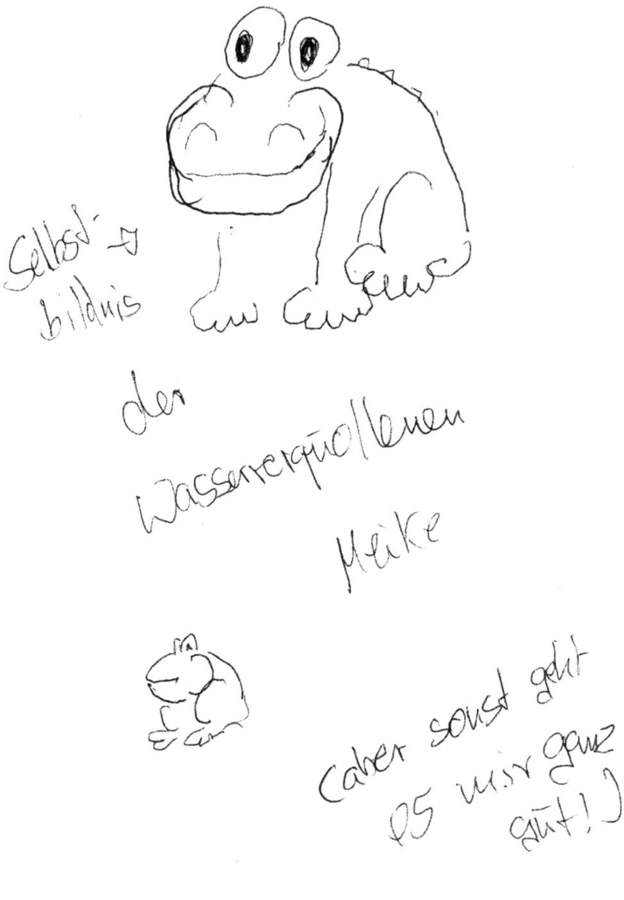

4

Dienstag
Rundmail
Uniklinik
Essen

Ich habe eben etwas sehr Dummes gemacht: Ich habe den Schal, an dem ich seit Mittwochabend gestrickt habe, beendet. Als ich feststellen musste, dass er irgendwie schief war, hat mich das derartig geärgert, dass ich ihn mit der Nagelschere in Stücke geschnitten habe und in Tränen ausgebrochen bin.

Die Zimmergenossin, die ich am Montag bekam, war eine 60-jährige, sehr freundliche Frau, die auf dem linken Ohr kaum etwas hört und irgendwas im Gehirn hat, was ihr Kopfschmerzen bereitet und für geistige Ausfälle und Orientierungslosigkeit sorgt. So stand sie nachts auf, lief ziellos durch unser Zimmer und blieb schließlich über mich gebeugt an meinem Bett stehen. Sie pinkelte ins Bett, sie zog sich eine Nadel aus dem Arm, weil sie ihr wehtat, und sie musste oft kotzen. Nach den Schwestern klingelte sie selten. Das System „Ich habe ein Problem, also klingele ich" wurde zu „Ich habe ein Problem, also lasse ich Meike das merken, die wird dann schon klingeln bzw. helfen". Sie war lieb und tat mir die meiste Zeit sehr Leid. Ich war besorgt um sie, aber ich war genervt und hatte ein schlechtes Gewissen, weil ich genervt war, und ich habe mich geekelt. Donnerstag wurde sie verlegt, seitdem habe ich das Zimmer für mich allein.

Am Mittwoch stellten wir fest, dass mein Port sich entzündet hat. Daraufhin wurde die Nadel rausgezogen und täglich das Pflaster gewechselt, noch gibt es ein bisschen Hoffnung, dass er sich wieder beruhigt. Wieso er sich entzündet hat? Wenn man über eine Woche im Zelltief ist, dann muss man sich über so was nicht wundern. Meine Leukozyten steigen zwar seit Donnerstag wieder, allerdings in sehr gemütlichem Tempo.

Die Venen in meinen Armen sind nicht so großartig, deswegen war der in den linken Arm gelegte Zugang am nächsten Tag schon wieder dicht und tat weh. Freitag dasselbe Spiel. Also sagte der Arzt, er würde mir jetzt erst mal Blut abnehmen und später einen neuen Zugang legen lassen. Da war der Punkt erreicht, an dem aus mir eine Heulsuse wurde. Das hat einige sehr geschockt. Ich will ja nicht weinen, ich versuche die Tränen zu unterdrücken, dann muss ich umso stärker weinen. Seit fast zwei Wochen liege ich nun hier, darf nur auf den Flur, aufs Klo und in meinem Zimmer sein, habe Schmerzen im Port, werde dauernd gepiekst und kann noch nicht mal einen vernünftigen Schal stricken...

Immerhin hatte ich sehr viel Besuch, das hat mich sehr gefreut und aufgebaut. Morgen bekomme ich nun einen Zentralen Venenkatheder in den Hals, wir machen endlich mit der Chemo weiter, und ich werde einen neuen Schal anfangen!

6
Donnerstag
Tagebuch
Uniklinik
Essen

3 Uhr nachts. Habe ich vom Kosovo geträumt? Ich bin voller Erinnerungen an die Hitze, Hanife, Prizren, Rahovec, das Jugendzentrum, Jeep fahren, Philipp... Wir haben uns so bemüht und dennoch musste ich irgendwann einsehen, dass Bemühungen und der Wille, gute Arbeit zu leisten, allein nicht ausreichen. Manchmal ist selbst das Beste, was man geben kann, noch lange nicht ausreichend.

Kuijtim verfolgt mich noch immer in meinen Träumen. Wir haben einander geliebt, doch das hat nicht gereicht. Manchmal ist selbst Liebe kein Garant für Glück und Treue, manchmal zerbricht die Liebe am Leben.

11
Dienstag
Tagebuch
Uniklinik
Essen

Ich will gesund werden,
ich will mein Leben tanzen
und schön sein
und ...

14
Freitag
Rundmail
Uniklinik
Essen

Seit gestern geht es mir wieder besser, sogar richtig gut. Das vergangene Wochenende war eines der härtesten, das ich in der Therapiezeit hatte. Am Donnerstag hat endlich die Chemo wieder angefangen, am nächsten Tag habe ich mir die Seele aus dem Leib gekotzt. Das lag an einem der Antibiotika. In der Chemo geht man natürlich immer davon aus, dass die bösen Hammerchemikalien an jeglichen Unannehmlichkeiten schuld sind, deswegen war mir nicht gleich aufgefallen, dass mir immer nach der Gabe dieses Antibiotikums schlecht wurde...Wurde natürlich umgestellt, langsam aber sicher erholte sich mein Magen. Mittlerweile esse ich wieder normal und habe auch wieder Appetit auf Sachen, die ich im Fernsehen sehe. Soll heißen, ich bin total wild auf McDonald's, Pizza oder irgendwelches Aufbackzeug.

Am Samstagmorgen hatte ich Fieber, um mich zum Weinen zu bringen reichte schon ein simples *„Dir geht es gerade nicht so gut, oder?“*. Ich heulte mich aus, bei den Schwestern, den Ärzten, den Ärztinnen, meinen Schwestern und Freunden und vor allem bei meinen Eltern.

Mama und Papa waren die wichtigsten Menschen. Denn eigentlich wollte ich nur festgehalten werden und vielleicht noch was vorgelesen bekommen. Dabei bemerkte Mama, dass aus den fiesen Druckstellen an meinen großen Zehen vom letzten Einkaufsbummel in zu engen Schuhen ziemlich hässliche Entzündungen geworden sind. Der Grund fürs Fieber? Wahrscheinlich, die Ärzte verordneten mir Fußbäder mit Betaisodona und weitere Antibiotika.

Ich hatte keine Lust und Kraft mehr. Nicht für das Krankenhaus, nicht zum Schminken, nicht zum Tapfersein und freundlich Weiterlächeln, nicht zum Schreiben, Malen oder Stricken, ich wollte einfach nur nach Hause.

Eine weitere Möglichkeit sah ich noch in der Vorstellung, mich ins künstliche Koma legen und erst wieder aufwecken zu lassen, wenn ich alle Therapien hinter mir habe. Die Hälfte der Therapie ist vorbei und ich weiß, dass das schon viel ist, ich will ja auch nicht alles im Schlaf machen, dafür gibt es noch viel zu viele positive und glückliche Erfahrungen, aber Kotzen und Übelkeit ist für mich das Schlimmste!

Dienstag habe ich entschieden, dass ich lange genug gelitten habe. Ich bekam fiebersenkende Mittel, Essen ging auch wieder. Ich ging also duschen, zog mich nett an und schminkte mich, hörte laut Musik und sang mit, strickte den neuen Schal fertig und reduzierte meine Tränenausbrüche auf die Zeit, wenn ich *„Eine himmlische Familie“* guckte. Am Mittwoch waren meine Werte ein bisschen gestiegen, das Fieber war weg, den Füßen ging es besser und ich fühlte mich bereit, weiterzumachen, wenn es sein muss, noch wochenlang, Hauptsache, ich bin letztendlich gesund.

Ich habe eine neue Zimmergenossin: Sabine, 22, Studentin, nett. Nicht jemand, mit dem ich über die Station rocke... Sie wollte *„Emergency Room“* nicht sehen und sie hat genug Konzentration, um für die Uni zu lernen, was mir sehr suspekt ist. Aber insgesamt können wir uns ganz gut miteinander unterhalten. Ich bin froh, jemanden in meinem Alter im Zimmer zu haben.

Also, alles besser jetzt. Ich danke euch ganz doll für all die liebevollen, unterstützenden Mails. Es hat so gut getan zu wissen, dass ihr an mich denkt und mich versteht, und einmal mehr habe ich ein ganz schlechtes Gewissen dabei, euch nicht persönlich zu antworten, sondern weiterhin gemeinsam per Rundmail abzufertigen.

Meine liebe Anja fragte mich nach zehn Dingen, die ich von meinem Leben noch erwarte – Sachen wie „Robbie Williams heiraten“ mal außen vor gelassen. Das ist gar nicht so leicht zu beantworten und am schwersten ist es, etwas Zehntes zu finden, weil ich dann das Gefühl habe, ich könnte irgendetwas Wichtigeres vergessen haben. Den Wunsch gesund zu werden, setze ich mal voraus.

Hier also die Liste der Dinge, die mir zuerst einfielen:

1. *dass ein Mann ein Lied für/über mich schreibt,*

2. *ein Buch schreiben, das veröffentlicht wird,*

3. *in einer verruchten Bar einen Abend lang in einem schwarzen Kleid auf der Bühne stehen und Jazz- und Blues-Lieder singen,*

4. *mit dem Auto und Philipp im Sommer den Balkan bereisen,*

5. *eine Riesen-Party mit all den wichtigen Menschen in meinem Leben feiern,*

6. *auf ein Grönemeyer-Konzert gehen,*

7. *mein Studium abschließen,*

8. *einen Mann finden, in den ich mich verliebe und der sich in mich verliebt,*

9. *heiraten (den von 8? hat jedenfalls noch Zeit),*

10. *Kinder bekommen.*

Seid umarmt und gegrüßt von Meike

23
Sonntag
Rundmail zu Hause

Ich habe ein paar Tage Pause. Zu Hause geht es mir doch gleich viel besser. Obwohl meine Werte noch nicht die allerbesten waren, hatten die Ärzte das Gefühl, dass es für mich das Beste wäre, mich zu Hause zu erholen – und natürlich regelmäßig zur Kontrolle und eventuellen Substitution von Thrombozyten oder Hämoglobin in die Tagesklinik zu kommen.

Freitag habe ich ausgeschlafen, Fernsehen geguckt, für Mama und mich Mittagessen gekocht, dann fuhren wir zum Adventsbasar von Annikas Schule, wo wir neben Plätzchen auch einen wunderbar geschnitzten Schutzengel gekauft haben. Am Samstag hatte ich Übernachtungsbesuch von Marja und Anja aus Leipzig, die sich tatsächlich mit dem Wochenendticket auf den Weg zu mir gemacht hatten.

Morgen muss ich zur Chirurgie. Nach wie vor habe ich schrecklich entzündete große Zehen. Letzte Woche bekam ich von den Chirurgen schwarze Salbe, damit ich jeden Morgen meine Zehen damit bestreiche, dann in Verbände packe und darauf hoffe, dass sich der Eiter sammelt, einen Knubbel bildet und bereit ist, nach kurzem Anpicken des „Herdes" abzufließen. Toller Plan. Mir tun die Zehen schrecklich weh, ich habe das Gefühl, sie lösen sich auf, aber einen wirklichen Herd kann ich nicht erkennen. Um ehrlich zu sein: Ich habe zwar brav gecremt und verbunden, aber mental war ich nicht so wirklich bei der Sache, soll heißen, ich habe nicht gehofft. Ich will nicht, dass mir irgendjemand an den Zehen rumschnippelt!

In den letzten Wochen habe ich weiter abgenommen. Die neuen Hosen schlackern schon wieder. Ich genieße es nach wie vor, als „Mäuschen" statt als „Moppelchen" bezeichnet zu werden. In der Ergotherapie habe ich Selbstbildnisse gemalt, von mir vor der Krankheit und von jetzt. Es tut mir gut, mit dieser tollen Therapeutin zu sprechen und einen anderen Blick auf die Dinge zu bekommen.

Dieses E-Mail-Schreiben an euch ist mir sehr zum Bedürfnis geworden. Auch in Tagebüchern oder anderen Texten versuche ich immer wieder, die Gedanken festzuhalten, die Gefühle durch das Formulieren unter Kontrolle zu bringen. Es fällt mir aber leichter zu schreiben, wenn ich weiß, dass das, was ich zu sagen versuche, auch gelesen wird, dass es Reaktionen gibt, und dass ich euch erfreue, indem ich mich melde.

Leider wird die nächste Therapie eher fies: wöchentliche Spritzen in den Rückenmarkkanal. Die Chance, Weihnachten und Silvester nach Hause zu kommen, ist gering. Das ist natürlich traurig, aber ich bin sicher, dass es trotzdem nett wird. Mama wies mich schon darauf hin, dass mein Geburtstag im Krankenhaus schließlich der bisher schönste war. Warum sollte das mit Weihnachten nicht ebenfalls zu schaffen sein? Insgesamt läuft es nach wie vor prima. Der ursprüngliche Therapieplan wird immer noch eingehalten, alle bisherigen Ergebnisse sind super und alle Verzögerungen im Rahmen.

Lasst euch von der Adventszeit nicht stressen und kommt mich bitte weiterhin so zahlreich besuchen, ruft an oder schreibt mir – ich brauche euch sehr.

Alles Liebe, Meike

P.S.: Meiner lieben ehemaligen Zimmergenossin Melanie, von der ich euch schon mal geschrieben habe, geht es viel besser, ihre Werte sind ein richtiges kleines Wunder...

28

FREITAG
Rundmail Uniklinik Essen

Das ist mal wieder typisch: Ich setzte mich ziemlich trübsinnig an den PC, um euch als seelische Mülleimer zu benutzen, und lese zwei Mails, die es mir unmöglich machen, nicht zumindest ein wenig bessere Laune zu haben. Und auch der graue Novemberhimmel lässt auf einmal ein paar Sonnenstrahlen durchsickern.

Ein wenig Dampf ablassen muss ich trotzdem noch. Die vergangene Woche war wirklich sehr schön. Am Montag sollte ich in die Tagesklinik zur Blutkontrolle und zu den Chirurgen nach Essen. Ich hatte aber leider am Abend viel zu viel gegessen. Mein Magen rächte sich für die immense Überforderung (die wirklich kaum was mit Alkohol zu tun hatte), zwischen 5 Uhr in der Nacht und 14 Uhr mittags hing ich einige Male über der Toilette, verfluchte meinen Appetit und schwor mir, nie wieder zu essen. Gegessen habe ich dann doch wieder. Toastbrot mit Honig und löffelweise Kamillentee. Mama hatte zum Glück frei und kümmerte sich um mich.

Am Dienstag war das Drama ausgestanden. Zwar fühlte ich mich nach wie vor klapprig, aber die Blutwerte waren okay und der Arzt meinte, dass so etwas schon mal vorkommen kann. Ich wurde zur Notfallchirurgie geschickt. Der Arzt hielt wenig von schwarzer Salbe für meine Zehen. Er erklärte mir freundlich, wie man den Zeh aufschneiden, den Nagel ein Stück herausschneiden und das Nagelbett umklappen könne. *„Sie würden natürlich zwei Betäubungsspritzen* *in den Zeh bekommen. Das ist aber kein Spaziergang, schließlich ist da kein Fettgewebe zum Reinspritzen. Das können wir sofort machen oder noch warten und versuchen, das Ganze mit Betaisodona und Fußbädern in den Griff zu bekommen."* Na, ratet mal, für was ich mich entschieden habe. Ich creme also wieder, bade und beobachte. Dieses Mal hoffe ich auch gebührend. Bevor ich den Chirugen an meinen Fuß lasse, muss ich entweder wirklich nicht mehr laufen können oder die Schmerzen müssen sich verzehnfachen oder man muss mich unter Vollnarkose setzen. Vorher geht da gar nichts!

Seit gestern bin ich wieder in Essen. Die Werte sind gut genug, um am Montag mit der nächsten Chemotherapie weitermachen zu können. Meine Begeisterung darüber hält sich in Grenzen. Ich weiß ja, dass es weitergehen muss, aber die paar Tage zu Hause gehen viel zu schnell vorbei. Ich will mich nicht schon wieder punktieren und spritzen und mit fiesen Medikamenten vollpumpen lassen. Viel lieber würde ich auf dem Weihnachtsmarkt Glühwein testen, Geld, das ich nicht wirklich habe, für Weihnachtsgeschenke ausgeben und Plätzchen mit ganz vielen Nüssen (die ich nach wie vor nicht essen darf) backen. Okay, ich weiß: Wenn ich gesund wäre, dann hätte ich wahrscheinlich Prüfungsstress, wäre erkältet und genervt vom ganzen Weihnachtstamtam. Nein, das stimmt nicht, das Tamtam hat mich nie genervt. Gebt mir Teelichter, ein schnulziges Charitylied (z.B. *„Do they know it's Christmas"* von den TV-Allstars), vielleicht noch ein bisschen Tannenduft und ich schmelze dahin.

Vor ein paar Tagen war ich in Moers, um ein bisschen Geld auszugeben. Das habe ich auch geschafft, allerdings hatte ich nicht allzu viel Spaß. Es war zu feucht, zu kalt und alleine einkaufen ist eh blöd. Ich ging am CVJM vorbei und hatte Glück: Ein eher flüchtiger Bekannter fuhr mich nach Hause. Nach ein bisschen Smalltalk fragte er, wie es mir gehe, wie die Therapie läuft und wie man mit so einer Krankheit eigentlich umgeht. Ich habe ihn die Sprüche hören lassen, die mittlerweile zum Standardrepertoire geworden sind: Es ist ein Auf und Ab, man kann so einer Krankheit auch viel Positives abgewinnen und irgendwie lebt man damit. Man macht sich schließlich auch nicht verrückt, dass man von einem Verkehrsunfall sterben könnte. Dieses Beispiel habe ich schon so oft benutzt. Gestern machte es mich auf einmal völlig aggressiv. So ein Unsinn. Das lässt sich nicht vergleichen. Wenn ich mich am Straßenverkehr beteilige, habe ich nicht das Gefühl, dass mir die Dinge aus der Hand genommen sind, bei meiner Krankheit habe ich das ständig. Wenn ich wirklich darüber nachdenke, habe ich schreckliche Angst, besonders wenn ich auf der Station oder in der Tagesklinik bin und Menschen sehe, denen es schlecht geht, so richtig schlecht. Oder wenn ich Menschen sehe, die schon erfolgreich therapiert waren und doch einen Rückfall bekommen haben.

Trotzdem: 80 Prozent meiner Zeit steht diese Angst im Hintergrund. Ich bin mir sicher, gesund zu werden. Es fällt mir leicht, mich auf all das Positive um mich herum zu konzentrieren. *„Jeder Mensch ist unsterblich, so lange er lebt."* Ich weiß nicht mehr, wo ich den Satz gelesen habe, aber er ist wahr. Jedenfalls in Bezug auf mich.

Ein Freund bat mich in seiner letzten Mail um eine Mail nur an ihn – wenn auch nur kurz, es würde ihn sehr freuen. Und mir wurde mal wieder klar, wie wenig ich euch allen mit dieser Art der Kommunikation gerecht werden kann, doch sie bleibt wohl trotzdem die bestmögliche.

Ich wünsche euch ein schönes Wochenende,
liebe Grüße und Küsse, Meike

29
Samstag
Kalendernotiz zu Hause

„The basement" – Konzert im „Café Mondrian".
Zauberschöner Abend mit und wegen Alexander.

Ich will gesund werden
und dann mein Leben tanzen
und schön sein
und …

1
MONTAG
Tagebuch
Uniklinik
Essen

Nach einigen wunderbaren Tagen bin ich wieder im Krankenhaus. Ich schwelge in den Erinnerungen der zurückliegenden Tage.

Das Konzert im „Mondi" war so schön, zumal ich Alexander wieder gesehen habe, mit dem ich in der Oberstufe einen Kooperationskurs hatte. Der hat – obwohl er von meiner Krankheit weiß – mit mir geflirtet. Als er zu einer anderen Party weiter gezogen ist, bin ich ihm noch ein Stück hinterher gelaufen und habe einen „richtigen" Abschiedskuss eingefordert. Allerdings war es kalt und die Situation absurd, zumal sein Kumpel daneben stand und uns zusah. Aber ich kann wieder flirten und küssen...

3
MITTWOCH
Tagebuch
Uniklinik
Essen

Alexander hat sich nicht gemeldet, die Drei-Tages-Frist ist überschritten, das Signal eindeutig: Es war eine einmalige Aktion. Ein bisschen traurig finde ich das schon, aber ob ich mich wirklich besser fühlen würde, wenn es anders wäre...

Ich glaube, dass ich gerade nicht dazu in der Lage bin, mich überhaupt auf irgendwas einzulassen. Hinzu kommt, dass ich immer noch begeistert bin von Florian, auch wenn der Kontakt nachgelassen hat, seit er in Finnland ist. Ein wenig Anbetung täte mir trotzdem gut. Zum Glück kommt später Paula, die mich hoffentlich davon überzeugt, dass Alexander dann wohl Pech hatte, nicht ich.

8
MONTAG
Tagebuch
Uniklinik
Essen

Mittlerweile weiß ich, dass meine Bett-Nachbarin zwei sehr nette Söhne hat, die leider nicht viel Zeit haben, aber doch versuchen, so oft wie möglich vorbeizukommen. Manchmal kommt es mir vor, als würde sie sich an ihrem eigenen Gejammer (*„Mir bleibt aber auch nichts erspart!"*) genauso festhalten wie ich mich an meinen Schminksachen. Immerhin konnte ich sie für das Schalstricken begeistern, Mama bringt ihr morgen Wolle mit.

10
Mittwoch
Rundmail Uniklinik Essen

Kleine Bestandsaufnahme seit dem 1. Dezember:

Grundausstattung

Augen: *blau*
Haare: *abrasiert*
Geschlecht: *weiblich*
Familienstand: *ledig*
Beruf: *an guten Tagen „Studentin in einer persönlichen Warteschleife", an schlechten Tagen „Tochter"*
Gewicht: *58 kg*
Ausrüstung: *sehr gut (Anziehsachen, Bastelmaterialien, Malsachen, Strickzeug, Bücher, Stilles Wasser, Lebensmittel, Perücke, Kopftücher, Schminke, Handy, Geld, CDs und Laptop)*
Besuch: *bisher täglich – was mit Mama steht und fällt*

Umfeld

Zimmer: *persönlich und weihnachtlich dekoriert*
Station: *ebenfalls dekoriert, Weihnachtsplätzchen und Kerzen auf allen Tischen im Flur. Nüsse sind auch dabei (großartig, wo sie doch kaum jemand essen darf)*
Mitbewohnerin: *nett, sehr gesprächig und fit*
Ärzteteam: *ein Neuzugang, ein sehr sympathischer Arzt im Praktikum*

Schmerzen und Zipperlein

Zehen: *zwar nach wie vor entzündet, aber besser, wohl doch kein Schnippeln*
Mund und Rachenraum: *stark entzündet, um zu essen und zu sprechen brauche ich Morphium rund um die Uhr, mögliche Nebenwirkung des Morphiums: Euphorie oder Niedergeschlagenheit (na ratet mal, welche gerade auf mich zutrifft)*
Übelkeit: *zwei Tage, allerdings ohne Erbrechen, schließlich ein Antibiotikum ausgetauscht, seither besser*

Außerdem: *rote Pusteln am ganzen Körper, verbunden mit starkem Juckreiz, die Nase blutet bei zu starkem Schnauben, und die Leber bleibt ihrer Zickigkeit treu und sorgt nicht für Gerinnung*

Die Behandlung ist nur unwesentlich in Verzug, was das Protokoll betrifft. Am 22. Dezember ist die sechste Chemo zu Ende. Dann muss ich mal wieder das Zelltal durchschreiten, um mir einen Urlaub daheim zu verdienen. Weihnachten werde ich wahrscheinlich für ein paar Stunden nach Hause geschickt. Silvester dürfte ich aus Sicht der Ärzte sogar bei der ESR-Mitarbeiterfreizeit (Evangelische Schülerinnen- und Schülerarbeit im Rheinland) auf Baltrum verbringen, gute Zellen und eine funktionierende Leber sind dafür natürlich Voraussetzung.

Meine Geduld löst sich langsam auf, ich bin ja eh nah am Wasser gebaut, aber heute steht es besonders hoch. Noch schlimmer sind Ohnmacht und Wut, die scheinbar die letzte körperinterne Wahl der andauernden Hauptemotionen gewonnen haben.

Die Ohnmacht lässt sich ja erklären, wo aber kommt all diese Wut her? Ist es das Morphium? Oder sind es die durch Morphium zwar eingedämmten, jedoch trotzdem permanent an mir zerrenden Schmerzen? Ist es die Schleimhautentzündung, die mir die Freude am Essen zurzeit verdirbt? Der Schlafentzug? Die Unsicherheit darüber, wo ich Weihnachten und vor allem Silvester verbringen werde? Die Freunde, die sich nicht melden?

Ist es die Summe von all dem Aufgezählten addiert mit den Negativerinnerungen, die seit Sonntag wieder aufs Festland meiner Wahrnehmung spülen?

Eine Woche lag ich mit einer Frau so um die 60 Jahre auf einem Zimmer. Die konnte wirklich gut und ausführlich lamentieren. Über die Schmerzen, die sie hatte, über die Söhne, die sie nicht täglich besuchten, über die Freundinnen, die nicht mal daran gedacht hatten, ein paar Plätzchen für sie mitzubringen. *„Ich mache hier schon ganz schön was mit!"* oder ein *„Nichts bleibt mir erspart"*, stellte sie dann feierlich fest, ohne jegliches *„wenn und aber"*. Ich habe viele *„wenn"* und *„aber"* gehabt. Es geht aber so vielen Menschen noch schlechter, wenn man diese oder jene Krebsart hat, gibt es noch viel schlimmere Nebenwirkungen.

Wieso geht man überhaupt davon aus, einen Anspruch auf Gesundheit zu haben? Interessierte meine Nachbarin nicht. *„Warum ausgerechnet ich?"* Da kam die Wut. Eine alte Frau weint sich bei einer 21-Jährigen, die sich oft noch als Mädchen fühlt, aus, dass das Leben mit ihr nicht gerecht umgeht. Gezeigt habe ich diese Wut nicht, ausgesprochen habe ich sie auch nicht. Nur dagegengehalten, dass man das so nicht sehen kann.

„Jeder hat seinen eigenen Weg, mit solch einer Situation umzugehen", sagte meine Ergotherapeutin, *„und mir scheint, als könnten Sie beide noch viel von einander lernen, wenn Sie das wollten."*

Mittlerweile bin ich wieder in Zimmer 217, zusammen mit Gabi, die auch die ALL (Akute Lymphatische Leukämie) hat. Ihre Aktivität und Fröhlichkeit tun mir nach der düsteren Stimmung und Traurigkeit auf Zimmer 211 richtig gut. Und doch arbeitet diese Feststellung der alten Frau in mir, ihr bleibe nichts erspart. Noch immer glaube ich, dass mir vieles erspart bleibt. Doch ich habe schon mehr als einmal festgestellt, dass die Krankheit mich egozentrisch macht, dass ich Raum für sie brauche; dass ich im Mittelpunkt bin. Es gibt aber Menschen, in deren Gegenwart mir klar wird, wie gut ich es immer noch habe.

„Warum gerade ich?" Natürlich habe ich das schon oft gedacht, vor besonders vertrauten Leuten auch gesagt. Aber ich finde diesen Satz schwierig, weil er suggeriert, es gäbe Menschen, die solch eine Krankheit mehr verdienen würden, die es notwendiger hätten zu erfahren, wie zerbrechlich sie sind, die ihr Leben mehr schätzen lernen müssten.

Der Satz hat aber auch seine Berechtigung. Seit meiner Hirnhautentzündung im Dezember 1998 habe ich nicht wirklich das Gefühl gehabt, entspannt tief durchatmen zu können und glücklich zu sein. Immer auf der Suche und gleichzeitig auf der Flucht. Die Meningokokken-Meningitis und Sepsis (auch da war es das Blut, was so stark angegriffen wurde, dass ich fast gestorben wäre) und das Umsetzen dieser Erfahrung; der Entschluss, im Kosovo zu arbeiten, und die Vorwürfe, die ich mir machte und machen lassen musste, als die 13 Monate um waren; die Liebe zu einem Einheimischen mit Alkoholproblem und die Konsequenzen; das Vertrauen in andere Menschen und die Rückschläge und Enttäuschungen... Ein großer Berg von lauter nur flüchtig oder auch gar nicht ver- und bearbeiteter Erinnerung liegt da. Sein Stellenwert ist viel zu groß im Vergleich zu Gegenwart und Zukunft. Hoffentlich schaffe ich es dieses Mal, nicht erst nach überstandener Gefahr zu versuchen, Ordnung ins Chaos zu bringen, sondern früh genug zu sortieren und mir helfen zu lassen.

11

Donnerstag
Rundmail Uniklinik Essen

Ich bin geduscht, gecremt und sitze geschminkt und mit Perücke hier, voller Vorfreude, weil meine Patentante mich heute besucht. Weil Sonntag Florian aus Finnland für einen Monat kommt. Weil es Melanie nach wie vor gut geht, weil der zweitägige Mama-Entzug heute ein Ende hat, weil alle mir Komplimente zur Perücke machen, mit der ich – je nach Geschick des Komplimente-Machers – „noch" besser oder nur „viel" besser aussehe.

Und weil ich mir gestern bei euch mal wieder Luft verschaffen konnte.

Grüße und Küsse, Meike

20

Samstag
Tagebuch Uniklinik Essen

Florian hat mich besucht. Es war sehr schön, ihn zu sehen und mit ihm zu reden, so schön, dass er meine Welt wieder ganz schön ins Wanken gebracht hat. Er ist ja so toll. Gedanken an wilden, hemmungslosen Sex ließen sich zum Glück wegschieben, sonst hätte ich ihm wohl kaum in die Augen blicken können. Doch die Phantasien von Heirat und gemeinsamen Kindern blieben hartnäckig.

Eigentlich müsste ich gerade mitten in der Chemo stecken, doch weil meine Zellen mal wieder nicht schnell genug mitkamen, haben wir sie unterbrochen und den zweiten Teil aufs neue Jahr verschoben. So kann ich dann doch Weihnachten zu Hause feiern und Silvester nach Baltrum. Ich muss nur noch darauf warten, dass mein Blut selbstständig gerinnt.

Sabine, eine frühere Zimmernachbarin, hat auf die Stammzellen allergisch regiert, gekrampft, nicht mehr atmen können, Schaum vor den Mund gekriegt. Ob sie überleben wird, ist unklar. Gestern war ich bei ihr – mit Mundschutz und Kittel zu ihrem, aber auch zu meinem eigenen Schutz. Sie sah schlimm aus: aufgedunsen vom Cortison, einen Schlauch in der Nase, einen Schlauch im Mund, Fettcreme auf den Augen. Ich streichelte unbeholfen den Körper unter der Bettdecke und redete was von *„durchhalten"* und *„nicht aufgeben"*.

Zurück in meinem Zimmer bin ich nicht nur traurig und bedrückt, sondern auch froh, dass es mir nicht so geht – froh, am Leben zu sein und das genießen zu können...

... Ich streichelte
unbeholfen den Körper unter
der Bettdecke und redete was
von „Durchhalten" und
„nicht aufgeben".

3

SAMSTAG
Rundmail
zu Hause

Ich kann euch gar nicht sagen, wie sehr ich mich über all die Mails, Anrufe, Briefe, Karten und Päckchen gefreut habe! Eigentlich hatte ich vor, ganz vielen von euch persönlich zurückzuschreiben (vielleicht sogar per Post, weil das ja irgendwie netter ist), und doch habe ich es wieder nicht getan. Ich hoffe, euch ist klar, dass ich alles, was ihr mir zukommen lasst, wahrnehme und in meinem Herzen speichere. Plötzlich ist schon wieder Samstag, Montag muss ich wieder ins Krankenhaus. Die Weihnachtstage zu Hause und besonders Silvester auf Baltrum waren so wunderbar, dass ich zurzeit das Gefühl habe, alles, was noch vor mir liegt, problemlos schaffen zu können! Ich hoffe im neuen Jahr auf wenige Nebenwirkungen, auf viel Besuch, viel Zeit zum Schreiben und Malen, auf Gesundheit, Wiederaufnahme des Studiums und natürlich darauf, dass auch eure Neujahrswünsche und -vorsätze Realität werden.

Seid fest gedrückt und geküsst!

Neujahr ist zwar schon ein paar Tage her, aber ich schicke euch trotzdem meine zehn Wünsche für 2004 („*Wünsche*“ finde ich irgendwie netter, weil sie zwangloser sind als Vorsätze):

1. *(natürlich) gesund werden,*

2. *ab Oktober wieder in Leipzig Theologie studieren,*

3. *mich glücklich verlieben,*

4. *meine Figur behalten und tolle Haare kriegen,*

5. *den Menschen, die mir wichtig sind, auch zeigen und sagen, dass sie es sind,*

6. *mir Zeit für mich selbst nehmen,*

7. *auf mindestens ein Konzert gehen,*

8. *ganz viel Tanzen und Singen,*

9. *ganz viel Schreiben und Malen,*

10. *weiterhin spüren und wissen, dass ich gebraucht werde.*

Was wünscht ihr euch?

6
DIENSTAG
Tagebuch Uniklinik Essen

Manchmal,
ganz früh am Morgen,
ist der Nebel viel zu dicht,
umhüllt mich mit Ängsten,
mit der Ahnung von kommenden Schmerzen,
mit Negativprognosen,
mit Stimmen, die verklungen sind.
Hände, die ich nicht halten konnte, greifen dann nach mir.

Ich danke dir so sehr, mein Gott,
für den ewigen Lichtstrahl,
den du mir so geduldig schickst,
der den Nebel auflöst
und die Schatten verscheucht,
der meine Tränen trocknet,
dass meine Sicht wieder klar wird,
der mich erinnert an die Liebe, die Kraft,
die Menschen, die mit mir sind.

Seit gestern bin ich zurück im Krankenhaus. Weihnachten war schön, Silvester großartig. Mama und Papa brachten mich ins Haus der ESR (Evangelische Schüler- und Schülerinnenarbeit im Rheinland) auf Baltrum. Sie selbst hatten sich in einem Hotel ein Zimmer gemietet. Am 31. Dezember gab es zunächst ein wunderbares Essen, den Jahreswechsel verbrachten wir auf der Aussichtsdüne, dann wurde getanzt und gefeiert, bis in den Morgen. Ich ging um halb fünf ins Bett.

Florian hatte mich kurz vor Weihnachten besucht. Irgendwie erschien er mir seltsam distanziert. Nachdem ich mir dann viele Gedanken gemacht hatte, klärte ein Brief kurz nach Silvester sein Verhalten: Er hat sich in eine Freundin verliebt und ist jetzt mit ihr zusammen. Er wusste nicht, ob und wie er mir das erzählen sollte, zumal bei seinem Besuch alles noch in der Schwebe war. Ich rede mir erfolgreich ein, dass ich mich für ihn freue und dass er ja insgesamt gesehen doch nicht so gut zu mir passt.

7

MITTWOCH
Tagebuch
Uniklinik
Essen

Sabine ist tot.

14

MITTWOCH
Rundmail
zu Hause

Die sechste Chemo ist seit Sonntag zu Ende. Ich lag wieder mit Gabi zusammen, die ich sehr mag. Das erste Medikament (24-Uhr-Gabe MTX) war zu schnell gelaufen. Die toxische Wirkung bei MTX vermindert sich mit Geschwindigkeit, deshalb hatte ich Glück: Keine Entzündungen in meinem Mund, meine Hände zitterten nicht.

Die PEG-Asparaginase (weiteres Chemomedikament) wirkte sich wie gewohnt auf meine Blutgerinnung aus, so habe ich wieder einige GFPs (endlich habe ich mal gefragt, was diese Abkürzung bedeutet: Gerinnungsaktives Frischplasma) bekommen. Da meine Zellen aber schön hoch waren, durfte ich am Samstag zu einem Konzert in eine Moerser Kneipe und am Montag ins Kino („*Herr der Ringe – Die Rückkehr des Königs*“).

Ich dachte, man könnte die siebte Chemo gleich dranhängen, aber die Ärzte haben anders entschieden: Es geht Anfang Februar weiter. Da ich alles so gut vertrage, darf ich nach Hause und mich regelmäßig in der Tagesklinik kontrollieren lassen.

Foto: Angelika Küpperbusch

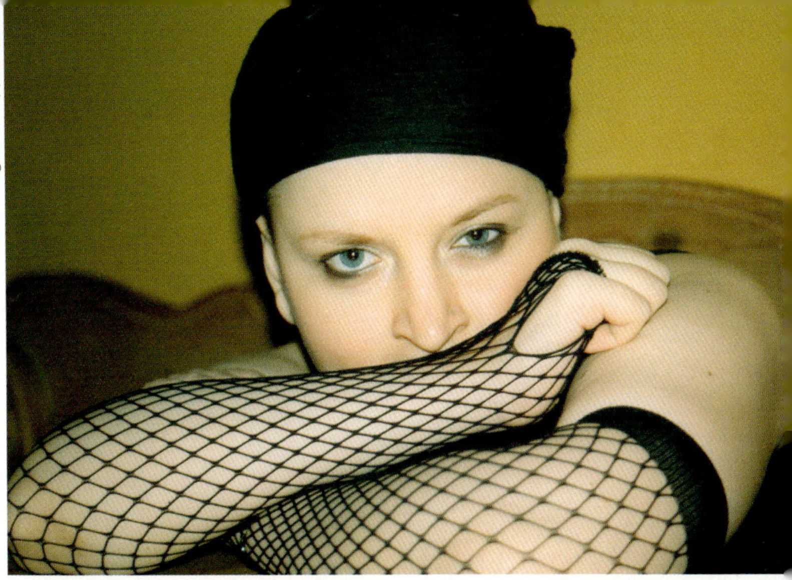

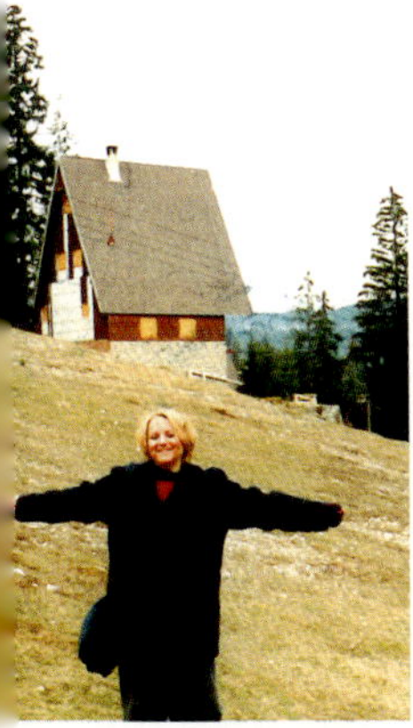

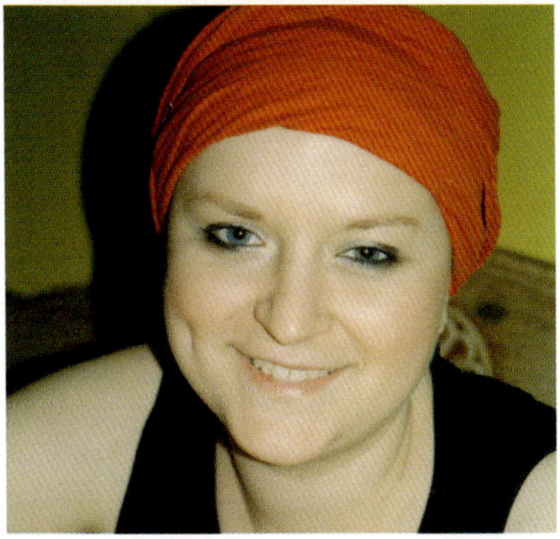

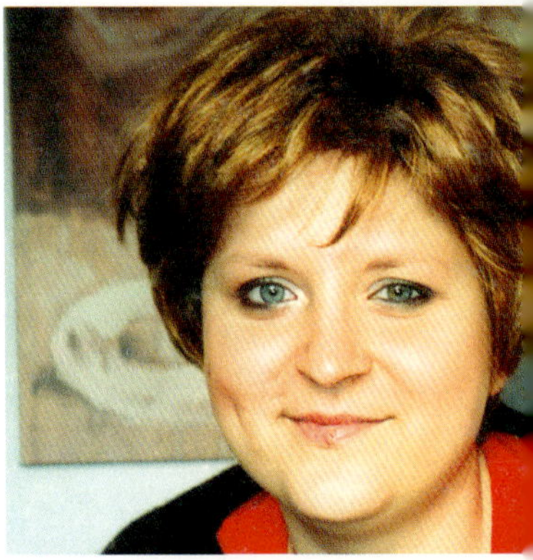

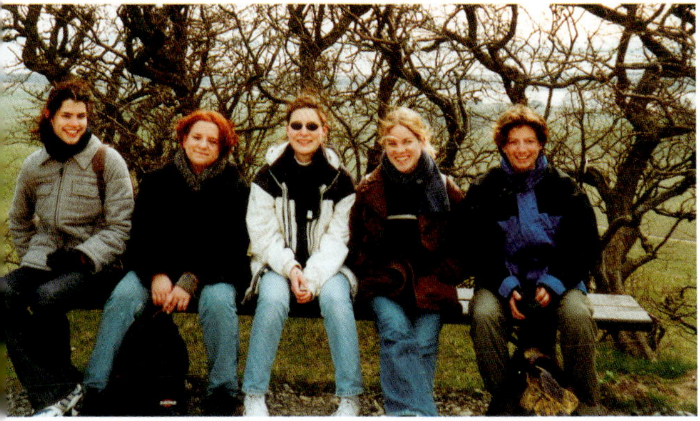

Meike Schneider hatte Spaß an Schminke und Klamotten. Auch während ihrer Krankheit posierte sie gerne vor der Kamera.

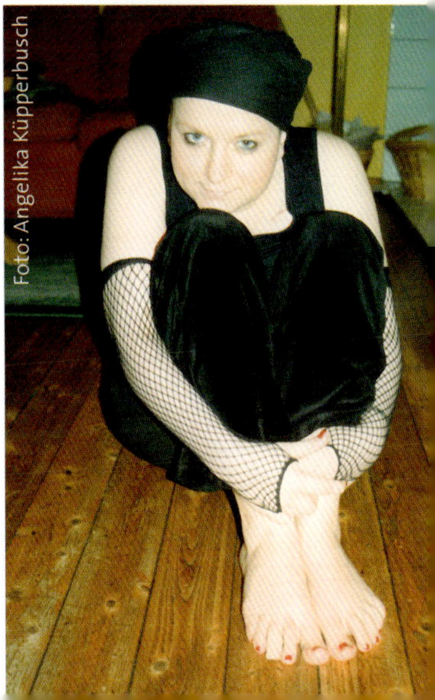

Foto: Angelika Küpperbusch

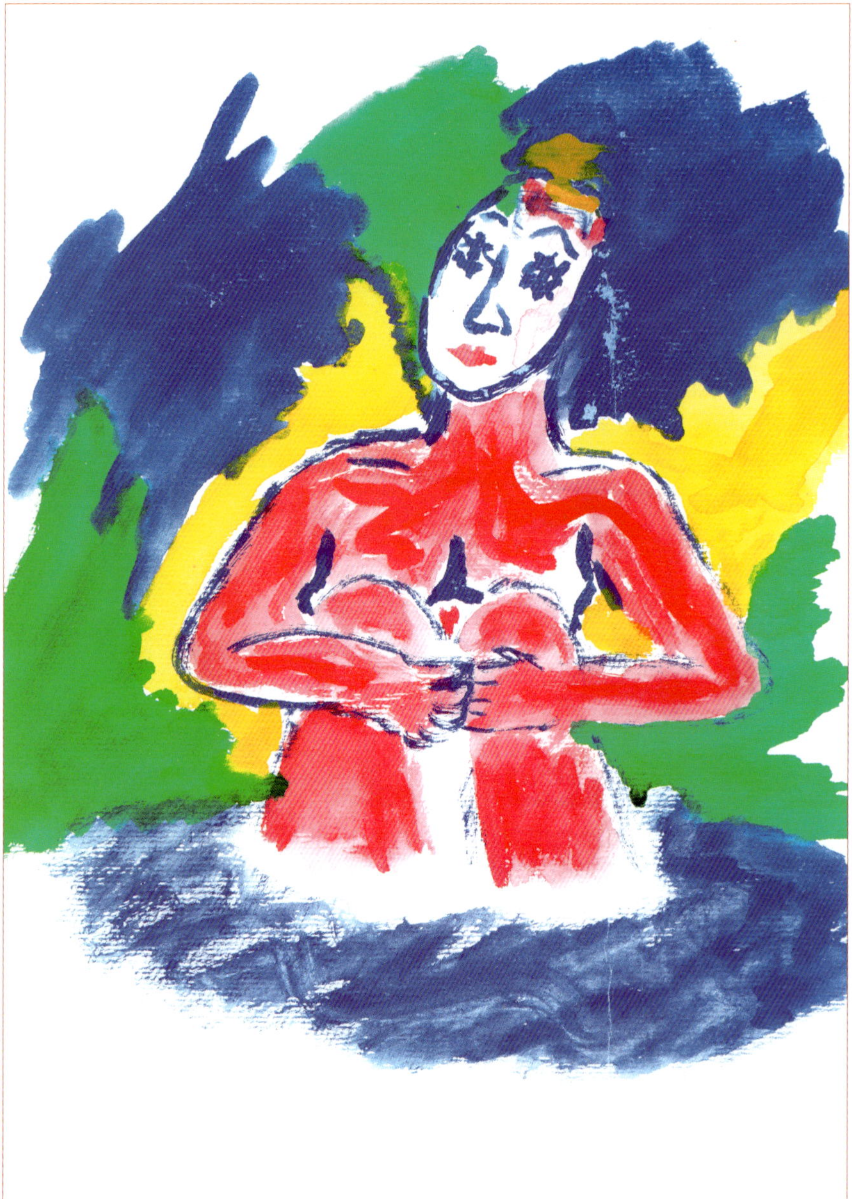

So sieht sich Meike Schneider während ihrer Krankheit. Schützend legt sie die Arme um die angezogenen Beine. Ihr Blick wirkt sehr ernst und in sich gekehrt.

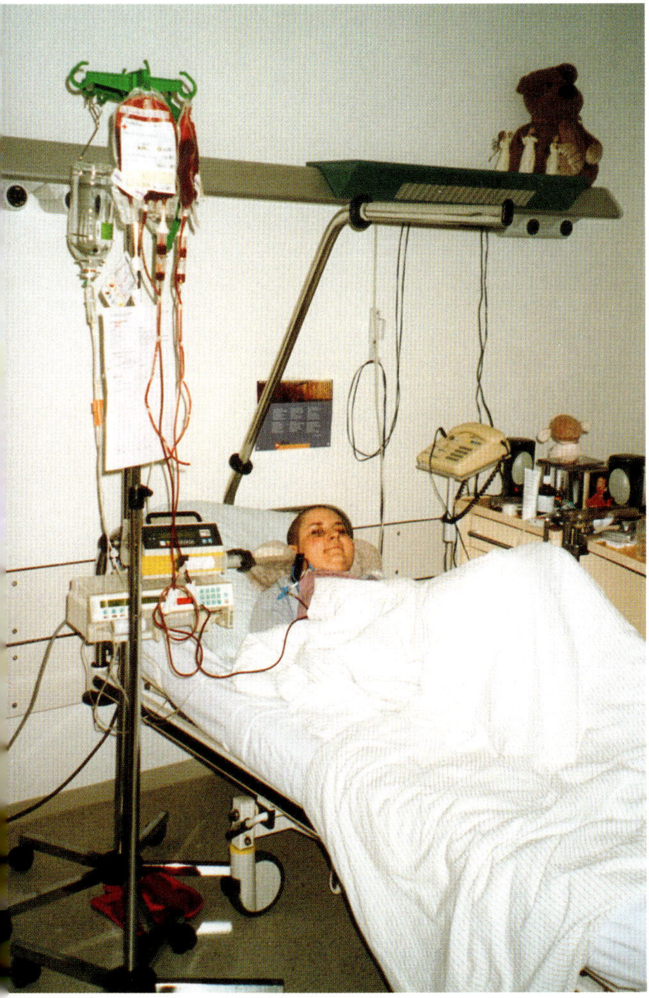

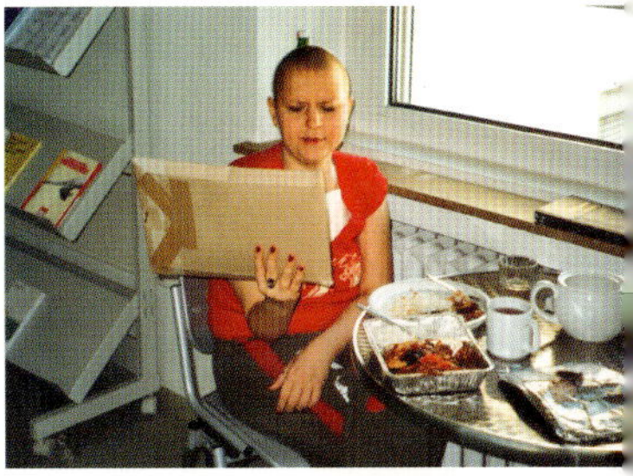

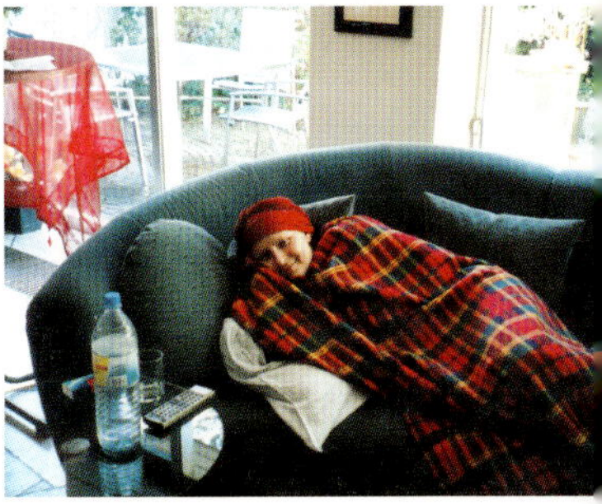

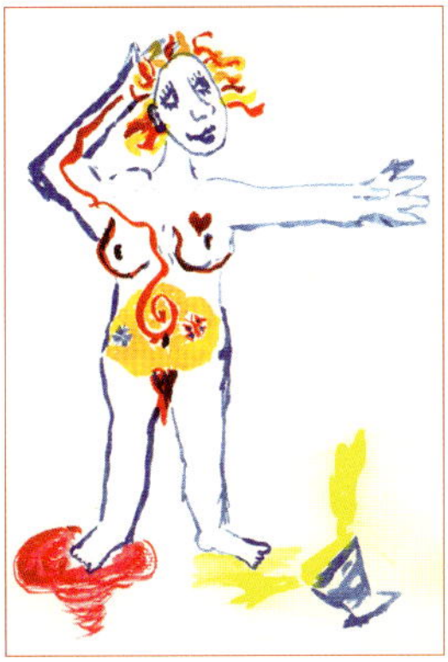

Das große Foto zeigt Meike Schneider im Januar 2005 im Krankenhaus – wenige Wochen vor ihrem Tod. Sie war bereits zu schwach, um sich ohne Hilfe aufzurichten, kämpfte aber um ihre Selbstständigkeit.

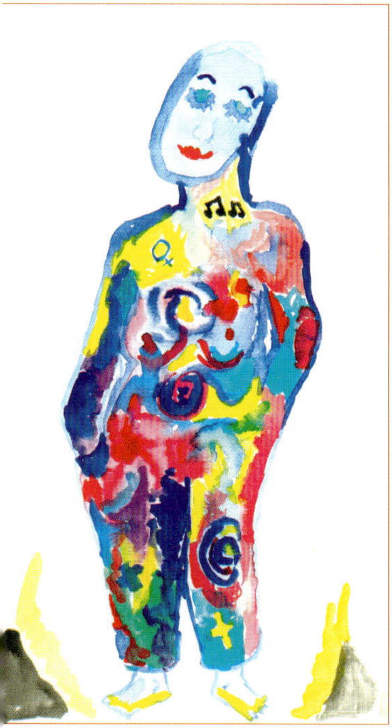

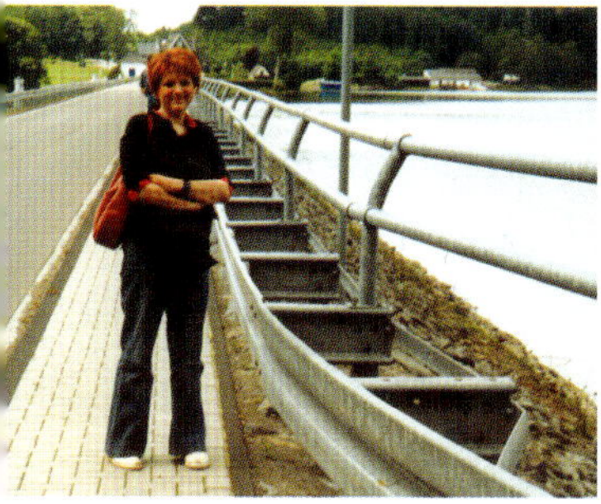

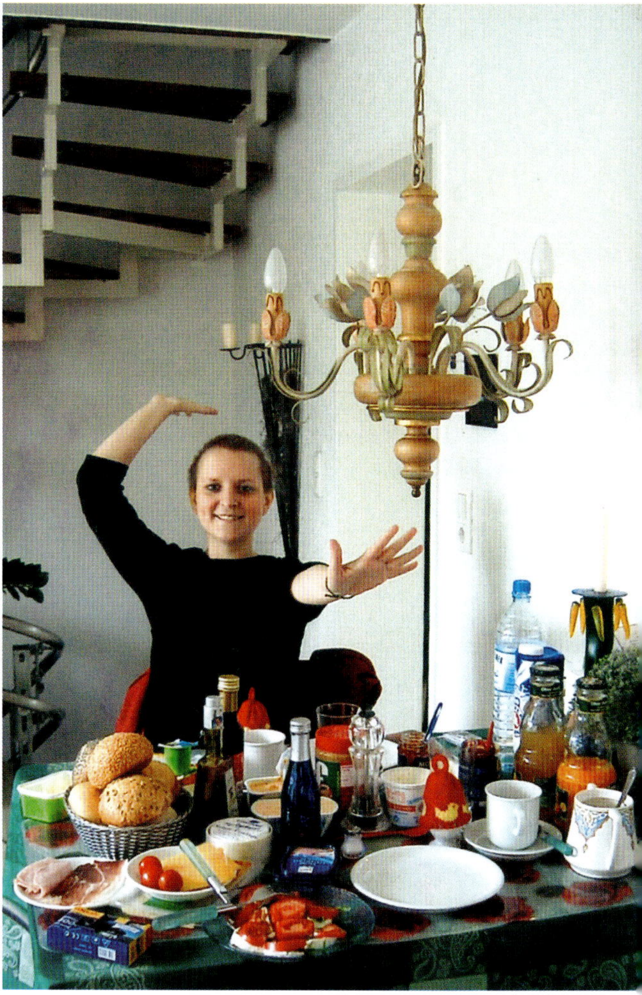

An gutem Essen und Trinken hatte Meike Schneider immer Spaß – deshalb freute sie sich auf das Frühstück in ihrem Elternhaus, wenn sie Urlaub vom Krankenhaus hatte.
Das Aquarell zeigt Meikes Blick in die Vergangenheit: So bunt war ihr Leben vor der Leukämie.

21
MITTWOCH
Rundmail
zu Hause

Gestern habe ich den Arzt in der Tagesklinik gebeten, mir mal zu erzählen, was denn noch so an Chemos und Behandlungen kommt und wann ich so etwa fertig sein werde. Ende April habe ich das Protokoll wohl überstanden, dann kann ich 'ne Kur kriegen, wenn ich möchte – natürlich möchte ich. *„Und dann fängt die Erhaltungstherapie an."* Davon hörte ich zum ersten Mal, das hat ihn wohl auch ein wenig geschockt. Er hat erklärt, dass ich noch ein weiteres Jahr regelmäßig Chemoinfusionen oder Tabletten bekomme. Na toll. Ich hätte heulen können – was ich später zu Hause auch tat.

Ich weiß selbst nicht, was ich eigentlich erwartet habe. Dass ich nach der letzten Chemo noch mal punktiert werde und dann als „geheilt entlassen" vom Hof reite und erst ein viertel Jahr später zur Kontrolle kommen muss? Ja, irgendwie schon. So wild scheint es aber alles nicht zu sein: Ich kann trotzdem wieder nach Leipzig gehen und weiter studieren. Die große Party zum 22. Geburtstag und zum überstandenen Protokoll können wir trotzdem machen. Doch irgendwie macht es einen Unterschied.

22
DONNERSTAG
Tagebuch
zu Hause

Komisch, wie schnell man sich an einen Anblick gewöhnt. Gerade war ich noch wunderbar schlank, jetzt sehe ich nur noch viel zu breite Oberarme, einen vollkommen untrainierten Bauch und hängende Brüste. Obwohl ich ganz genau weiß, dass das Quatsch ist. Ich sehe nämlich außerdem wache Augen, einen lächelnden Mund, wohlproportionierte Beine, und eigentlich gehören ein paar Rundungen zu mir. Zu mir als Frau und zu mir, die gerne isst.

2
MONTAG
Rundmail
zu Hause

Eigentlich sollte ich jetzt schon wieder auf der Station in Essen liegen, die übliche Knochenmarkpunktion hinter mir haben und darauf warten, dass morgen die siebte Chemotherapie beginnt. Die Taschen stehen gepackt im Keller, ich sitze vorm Computer, um euch zu schreiben, denn: Es gibt kein freies Bett für mich. Morgen früh muss ich erneut anrufen.

Und um ehrlich zu sein, freut mich das sehr, obwohl ich den geschenkten Tag bis jetzt „nur" zum Weiterschlafen, Fernsehen und Essen genutzt habe. Ich habe die Zeit zu Hause sehr genossen und fühle mich gerade mal wieder sehr gesund und sehr normal und habe keine Beschwerden. Insofern fällt es mir schwer, mich selbst fürs Krankenhaus zu motivieren. Ich weiß natürlich, dass es ohne Therapie nicht geht. Gut, dass ein erstes Ende in Sicht ist. Ich hoffe, euch allen geht es gut, und ich freue mich, den ein oder anderen bald mal wieder zu sehen bzw. zu hören.

Bis dahin seid umarmt, Meike

10
DIENSTAG
Rundmail
zu Hause

Seit gestern Nachmittag bin ich wieder zu Hause. Ja, das ging schnell! Fünf Tage Chemo, die zum Glück nicht so dramatisch waren, richtig schlecht war mir nur einmal. Jetzt habe ich bis zum 9. März frei vom Krankenhaus, die regelmäßige Blutkontrolle und bei guten Werten die Erhaltungstherapie in Form von einer Chemoinfusion pro Woche in der Tagesklinik müssen natürlich sein. Schön, nicht wahr?

Ich habe mal wieder viel zu erzählen, zur besseren Übersicht versuche ich es mit Oberpunkten, dann braucht jede/r nur zu lesen, was sie/ihn interessiert.

Nähere Zukunft (Chemo 8 und 9)
Ich habe die Ärzte gefragt, wie es weitergehen wird, weil ich mehr über die Erhaltungstherapie und die Abschlussuntersuchungen wissen will. Also, wenn ich im März wieder ins Krankenhaus muss, kriege

ich nur eine kurze Chemo von fünf Tagen, die ich hoffentlich ebenso gut wie die letzte vertrage. Dann hätte ich wieder einen ganzen Monat nur ambulante Behandlungen. Im April/Mai kommt dann die letzte Chemo. Drei Wochen: eine Woche fieses Zeug, eine Woche Erholung und noch eine Woche fieses Zeug. Ich habe genau diese Chemo schon zweimal bekommen und beide Male nicht so gut vertragen, deswegen könnte es sein, dass ich eher fünf bis sechs Wochen an ihr zu knacken habe, bis sämtliche Zellen und vor allem die Gerinnung aus dem Quark gekommen sind.

Nach der Chemo

Und dann? Dann folgen eine Woche lang Abschlussuntersuchungen, deren Ergebnisse ausschlaggebend dafür sind, ob ich entweder eine Stammzellentherapie brauche, eine Erhaltungstherapie machen muss (in welcher Form, ist ebenfalls von den Untersuchungen abhängig), oder fertig bin und nur noch regelmäßig zu Kontrollpunktionen muss. Es wäre also doch noch möglich, vom Hof zu reiten.

Nach einer entspannenden Kur irgendwo am Meer mit ganz vielen wunderbaren, jungen Menschen werde ich am 5. Juni in meinen 22. Geburtstag ganz groß reinfeiern, im Sommer in Deutschland rumrcisen, Menschen besuchen, im September wieder nach Leipzig ziehen und ab Oktober weiter Theologie studieren.

So, genug gesponnen. Noch liegt die Therapie nicht hinter mir. Trotzdem habe ich das Gefühl, es fast geschafft zu haben. Gestern habe ich so lange mit einem netten Hallenser gechattet, dass ich mich wegen der Nachtabsenkung unserer Heizung ein wenig verkühlt habe. Jetzt habe ich mal wieder Schnupfen und bin deswegen den ganzen Tag in Schlabberklamotten herumgelaufen, habe ganz viele Becher heißes Wasser mit aufgelösten Brustkaramellen und Honig getrunken und Fernsehen geguckt. Ich will schließlich schnell wieder fit sein!

Also, liebe Grüße, Küsse und Drücker, Meike

13

FREITAG
Rundmail
zu Hause

Eigentlich kann ich Valentinstag gar nicht leiden, was damit zusammen hängen könnte, dass ich noch nie eine Karte bekommen habe und dass das ganze Tamtam um einander liebende Menschen den nicht geliebten Menschen auf den Keks gehen kann. Doch warum ist „der Tag der Liebe“ eigentlich „der Tag der Pärchen“? Ich sprudle ständig über vor Liebe...

- *wenn Mama neben meinem Krankenhausbett sitzt und mir vorliest,*

- *wenn Papa zum zweiten Mal anruft, um zu wissen,*
  was die Visite gesagt hat,

- *wenn Kathrin sich überwindet, bei mir zu bleiben,*
  während ich punktiert werde, um mir die Hand zu halten,

- *wenn Annika mir dabei hilft, die Wirtschaft zu stützen (soll heißen*
  in 30 Minuten 120 Euro für Klamotten und Parfüm auszugeben),

- *wenn Elke ihren Samstag bei mir im Krankenhaus verbringt und*
  wir zusammen Linsensuppe essen und „Dawson's Creek“ gucken,

- *wenn ich zu Hause bin, das Telefon klingelt und der Anruf für mich ist,*

- *wenn ich Mails aus dem Kosovo bekomme,*

- *wenn mich plötzlich eine schöne Erinnerung überfällt,*

- *wenn ich weggehe und höre, dass ich toll aussehe,*

- *wenn ich persönliche Mails von euch bekomme,*
  in denen steht, dass ihr an mich denkt...

Mit Hilfe von Hermann Hesse bringe ich es auf den Punkt:
Glück ist Liebe, nichts anderes. Wer lieben kann, ist glücklich.

In diesem Sinne, eure sehr glückliche Meike

23
MONTAG
Tagebuch Uniklinik Essen

Ich bin müde. Das Krankenhaus, die Medikamente, meine Gesamtsituation machen mich müde. Ich wollte so gerne Karneval feiern, doch nun liege ich wieder hier, weil ich Fieber bekommen habe. Während ich so daliege, kommt es oft vor, dass ich das Gefühl habe, großartige Gedanken zu entwickeln – doch wenn ich meine Trägheit überwunden und zu Papier und Stift gegriffen habe, weiß ich nichts mehr zu schreiben. Dann zweifle ich – an meinem Gedächtnis, aber auch daran, dass der Gedanke wirklich großartig war.

28
SAMSTAG
Rundmail zu Hause

Einen wunderschönen guten Tag!
Ich würde euch so gerne schreiben, dass ich mich so lange nicht gemeldet habe, weil ich ständig unterwegs und beschäftigt war, weil die Männer mir seit Karneval zu Füßen liegen und mich mit Anrufen und selbst getexteten Liedern überschütten, weil ich ein Buch geschrieben, oder weil ich ein bisschen Urlaub gemacht habe. Leider ist dem gar nicht so. Karneval gefeiert habe ich am Rosenmontag auf der Station in Essen. Irgendwie kam ich in der Woche nach Valentin ins Zelltief. Das war okay, das darf man acht Tage nach einer Chemotherapie. Ich kam nur nicht mehr raus, das war nicht so okay.

Statt Altweiber tanzen zu gehen, spielte ich mit Anke, Jana und Kai „*Siedler*“ (nicht falsch verstehen: das war sehr schön, wahrscheinlich sogar 1000-mal schöner, als ’ne Party hätte sein können, nur ganz anders, als ich das so geplant hatte), und auch sonst blieb ich brav zu Hause und guckte nur Fernsehen. Doch statt mich besser zu fühlen, ging es mir kontinuierlich schlechter. Der Zeh entzündete sich wieder, mein Port wurde ebenfalls rot und juckte, ich bekam eine Pilzinfektion und Herpes. Am Samstag hatte ich dann Fieber. Papa brachte mich in die Notaufnahme der Uniklinik.

Ich bin nach wie vor ganz schön weit entfernt vom normalen, gesunden Leben. Mein Glück ist zerbrechlicher, als ich dachte. Umso schöner finde ich es, wieder zu Hause zu sein und wieder leckeres Essen zu bekommen (bzw. mir zu machen).

7
Sonntag
Rundmail
zu Hause

Mir geht es mal wieder so richtig gut!

Ich war das Wochenende über in Bonn bei einer Tagung der AES (Arbeitsgemeinschaft evangelischer Schülerinnen- und Schülerarbeit in Deutschland), bei der ich seit Anfang dieses Jahres im Vorstand bin. Es war so schön. Ich hatte ja schon fast vergessen, dass man sich auch noch über andere Dinge als sich selbst Gedanken machen kann. Endlich habe ich mich mal wieder total gesund und normal gefühlt.

Die Bitte, den 5. Juni in eurem Kalender zu blocken, ziehe ich wieder zurück. Es ist viel zu unklar, wann ich wirklich mit der ganzen Therapie fertig bin (ich hoffe, Anfang Mai), wie lange die Nachuntersuchungen dauern und was bei ihnen rauskommt, wie das dann mit der Kur läuft und wann ich wirklich fit genug für eine Feier bin. Im Prinzip ist es mir ja doch wichtiger, wirklich das Therapieprotokoll hinter mir und die Kur abgeschlossen zu haben, mich wieder gesund und belastbar zu fühlen, als an meinem wirklichen Geburtstag zu feiern. Gefeiert wird aber auf jeden Fall! Ich werde die nächste Woche im Krankenhaus mal wieder versuchen, den Ärzten irgendwelche zeitlichen Zusagen abzuluchsen und mich über Kurvorhaben mit dem Sozialarbeiter zu unterhalten. Dann kann ich euch vielleicht Ende März einen neuen Termin nennen, den ihr in eurem Kalender blocken müsst.

Ich freue mich weiterhin sehr über Post und Anrufe, ich habe überhaupt keine Lust, am Dienstag wieder ins Krankenhaus zu gehen, und ich bin froh, das alles nicht alleine durchstehen zu müssen!

Fühlt euch wahlweise gedrückt, geküsst, schultergeklopft oder auch nur angelächelt, Meike

10
Mittwoch
Tagebuch
Uniklinik
Essen

Ich glaube nicht an Leid als von Gott eingesetztes, pädagogisches Mittel, und doch versuche ich so damit umzugehen, als sei diese Krankheit von Gott an mich persönlich gegeben. Ich versuche, der

Krankheit Sinn zu geben, indem ich mich verändere, meine Verhaltensweisen, Meinungen und Grundsätze ständig in Frage stelle und überdenke, indem ich noch nicht verarbeitete Erinnerungen auferstehen lasse und mich neu mit ihnen auseinander setze.

Ich glaube und zweifle an Gott, der uns liebt und immer mit uns ist. Ich glaube und zweifle an Gott, der allmächtig ist und die Welt erschaffen hat mit Gut und Böse, mit Licht und Schatten, mit Liebe und Hass. Ich glaube, dass man einen freien Willen hat und Gottes Gerechtigkeit deswegen auf unserer Erde nicht oder nur schwer erkennbar ist. Ich glaube, dass Gott sich mir ständig offenbart, in Sonnenstrahlen, in anderen Menschen, in einem Gefühl von Geborgenheit und Sicherheit, das ich oft habe. Vor allem aber zeigt er in der Liebe zwischen zwei Menschen, unabhängig von Geschlecht, Sexualität und Alter, wie er diese Welt gemeint hat. Angesichts Terror, Krankheit, Leid zweifle ich dann wieder: Warum lässt Gott es zu, dass Unschuldige leiden, dass Kinder sterben, dass der Traum von Chancengleichheit unerfüllbar scheint? Warum lassen wir Menschen das zu?

18.30 Uhr: Die Chemo läuft, drei Spritzen in den Rücken liegen hinter mir und ein sehr schöner Besuch von Papa ebenfalls. Morgen darf ich nach Hause, ich freue mich ja so!

11
Donnerstag
Kalendernotiz
Uniklinik
Essen

Terroranschläge in Madrid...
Was ist das bloß für eine Welt?

13
Samstag
Rundmail
zu Hause

Also, dieses Mal ging es sehr schnell. Die Chemo bestand nämlich nur aus drei Spritzen in den Rückenmarkkanal und einer 24-Stunden-Gabe von irgendeinem Chemomedikament. Da ich Dienstag aus unbekannten Gründen auffieberte (eventuell hatte es schon gereicht, einfach wieder stationär zu sein oder dass der Sozialarbeiter so ein hübscher und sympathischer Mann ist), standen Mittwoch und

Donnerstag Röntgen und Ultraschall an. Dabei wurde nichts gefunden. Die Ärztin beim Ultraschall vermutet, dass ich Gallensteine habe, weil meine Galle zusammengezogen ist und einen Schatten wirft. Da das aber nichts mit dem Fieber zu tun haben kann und die Galle manchmal auf Chemo so reagiert, hat sie mich wieder weggeschickt. Ich soll einfach nur im Hinterkopf behalten, dass da was war, falls es zu Bauchschmerzen kommen sollte, die so stark sind, dass ich sie wohl eh nicht mit normalen Magenkrämpfen bei Durchfall oder sonstigen Verdauungsproblemen verwechseln würde. Na, sehr beruhigend.

Am Freitag war ich fieberfrei und fröhlich, bekam also das Zeug in Rücken und Port gespritzt. Heute Mittag war ich dann mit allem fertig. Erst in zehn Tagen muss ich wieder zu regelmäßigen Kontrollen in die Tagesklinik, stationär geht es am Dienstag nach Ostern weiter.

Also, ruft mich an, kommt mich besuchen, geht mit mir aus, ladet mich zum Essen ein, lasst euch von mir zum Essen einladen, schreibt mir Mails, wenn ihr Zeit und Lust dazu habt.

20

Samstag
Mail
zu Hause

an meine Lieben im Kosovo

Ihr Lieben!
Traurig und ängstlich verfolge ich die Nachrichten der letzten Tage. Wieder so viel Leid und Hass im Kosovo. Ich bete, dass sich die Lage wieder beruhigt und ihr alle gut beschützt seid.

Seid umarmt, eure Meike

24

Mittwoch
Tagebuch
zu Hause nach einem Streit

Warum verletzen wir immer wieder die am heftigsten, die wir am liebsten haben? Warum provozieren uns die am meisten, die uns am wichtigsten sind? Warum kann ich noch immer nicht gelassen sein?

30
Dienstag
Rundmail
zu Hause

Ich habe ein Männchen im Kreuz, das mit einem Hämmerchen durch mein Knochenmark marschiert und fröhlich von innen gegen meine Rückenwand haut. Vielleicht tanzt es auch Samba oder es springt Trampolin. Die anderen Zellen sind natürlich auch nicht untätig, mein Körper scheint ein Stadion geworden zu sein: Die Zellen spielen Rugby, schmeißen sich gegen die Wände der Adern und Venen, es pocht und zieht in mir, besonders in den Gelenken, aber eigentlich überall. Ganz klar, mein Knochenmark erneuert sich. Das ist natürlich großartig und äußerst erfreulich, es nervt aber auch ganz schön.

Die erste Woche zu Hause habe ich die guten Zellen, mit denen ich das Krankenhaus verlassen hatte, ausgenutzt und war bei einer Freundin zum Grand Prix-Vorentscheid-Gucken, beim TenSing-Konzert, zum Tanzen im „Pulp" in Duisburg und für einen Tag in der Schule für geistig und körperlich behinderte Kinder, wo meine Schwester Annika Referendarin ist. Die Kinder sorgten dafür, dass mein Berührungs- und Knuddeldefizit wieder ausgeglichen ist.

Dienstag dann Blutkontrolle in der Tagesklinik. Alle Zellen waren deutlich, wenn auch nicht dramatisch, gesunken. Also war ich fortan wieder brav, ließ mich zu Hause besuchen, ging essen und malte ganz viel. Diese Woche sind die Leukozyten zwar noch nicht überzeugend, aber weil alle anderen Zellen wieder voll da sind, darf ich davon ausgehen, ab Donnerstag wieder belastbar zu sein.

Nach wie vor freue ich mich über jede Mail, jeden Anruf, jeden Besuch und jede kleine Entführung in die Normalität.

Seid gedrückt und genießt den Frühling, Meike

31
Mittwoch
Tagebuch
zu Hause

Ein grauer Schleier liegt über meiner Fröhlichkeit, eine dunkle Faust schließt sich um mein Herz, ein Stückchen Vertrauen ist mit dem Anruf von heute Nachmittag gestorben: Melanie hat wieder Krebs.

12

Montag
Rundmail
zu Hause

Ich will euch allen – bevor auch der Ostermontag vorbei ist – ein paar Ostergrüße senden.

Prinzipiell geht es mir sehr gut. Vor mir liegt die letzte Chemo, hinter mir liegen sehr schöne und entspannte Tage zu Hause, bei Freunden, im Theater und gestern sogar bei einer Party. Ich fühle mich gerade so richtig gesund und fit und freue mich darauf, dieses „normale" Leben wahrscheinlich bald wieder führen zu können, ohne dafür Tabletten zu schlucken und zur Blutkontrolle zu müssen. An Abenden wie heute, mit frischen, schönen Erinnerungen und so viel Kraft in meinem Körper, Wachheit in meinem Verstand und Stoppeln auf meinem Kopf, wird aus der Hoffnung eine große Sicherheit.

Angst vor der Chemo, die noch kommen wird, und den endgültigen Prognosen ist natürlich nach wie vor da, ebenso Wut und Traurigkeit, dass Melanie nun doch wieder Krebszellen hat und ein weiteres Mal um ihr Leben kämpfen muss, Wut, weil doch immer wieder alles anders und nichts sicher ist. Aber Angst und Wut werden in Schach gehalten von der Liebe und Wärme, die ich zurzeit um mich spüre.

Statt zur Chemo auf die Station muss ich morgen zur Vorstellung zu den Chirurgen. Weil ich während der letzten Pause und Chemo auffieberte, wurden vorigen Dienstag Blutkulturen aus dem Port angelegt, die bis Donnerstag Bakterienkolonien ausgebildet hatten. Scheinbar gelangen die Bakterien nur dann in meine Blutbahn, wenn der Port angestochen wird. Die Folge ist ein kurzes Auffiebern, während mein Körper sie mit Unterstützung von Antibiotika vertreibt.

Solange der Port nicht angestochen wird, geht es mir prima, und meine Zellen sind in der letzten Woche auf sehr gute Werte gestiegen. Trotzdem ist ein infizierter Port ein Risikofaktor, der zu groß ist, um ihn zu ignorieren. Daher wird der Beginn der nächsten Chemo verschoben. Zunächst muss der Port rausoperiert werden. Das wird in den nächsten Tagen ambulant gemacht, ich darf mich dann voraussichtlich noch bis Sonntag zu Hause erholen. Die Chemotherapie soll Montag in einer Woche starten, sobald man mir einen ZVK (Zentralen Venenkatheder) in den Hals gelegt hat.

Das ist alles nicht so schlimm, wie es vielleicht klingt: Den Port herauszunehmen wird zwar nicht unbedingt angenehm, aber auch nicht dramatisch sein. Irgendwann wäre das sowieso notwendig gewesen. ZVK sind eigentlich praktischer, weil man statt einem gleich drei Schläuche zur Verfügung hat und das Legen und Ziehen sehr viel schneller geht (ein ZVK bleibt in der Regel vier bis sechs Wochen im Körper, ein Port wird operativ unter der Haut eingesetzt).

Ein Verschieben der Chemo um eine Woche ist ebenfalls kein Problem. Ich habe nichts gegen ein paar Tage mehr zu Hause.

16
Freitag
Rundmail zu Hause

Also, der Port ist raus. Es war gar nicht schlimm. Wir fuhren um 7 Uhr mit dem Taxi zum Krankenhaus. Ich musste nüchtern kommen und hatte nur meine Tabletten mit einem Schluck Wasser im Magen. Nach einer ruckeligen Aufzugfahrt hatten wir die Station erreicht, ich ging direkt zum Klo und musste kotzen, damit hatte ich dann den schlimmsten Teil des Tages hinter mir. Es folgten die stationäre Aufnahme, das Legen einer Nadel, alle möglichen Pflaster und Elektroden, um mich „zu erden" und meinen Kreislauf zu kontrollieren. Die Anästhesistin war wunderbar, bevor ich in den OP gefahren wurde, war ich schon komplett weggetreten. Zwei Stunden später erwachte ich und stellte verwundert fest, dass alles schon gelaufen war.

Der Aufwachraum könnte die Kulisse für den Himmel in einem Hollywoodfilm abgeben – weiße Wände, weiße Säulen, extrem helles Licht, schlafende Menschen unter weißen Bettdecken und wache Menschen in weißen Kitteln, die sich möglichst lautlos von einem zum anderen bewegen. *„Ich bin wach!"*, trompetete ich in die fast schon unheimliche Stille. *„Kann ich bitte zur Station zurück?"* Ich bin unterwegs eingeschlafen. Als ich das nächste Mal wach wurde, war ich auf der Station, Mama saß bei mir. Nach Frühstück, Vorlesen, weiterem Schlafen und Kontrollbesuch eines Arztes durften wir nachmittags wieder nach Hause.

Seitdem geht es mir sehr gut, die Narbe zieht ein wenig, aber ich brauche keine Schmerzmittel. Treppenlaufen und Anziehen sind noch schmerzhaft, langes aufrechtes Sitzen auch, aber gemütliches vorm Fernseher oder im Gartenstuhl Liegen geht prima. Heute Morgen war ich dann zur Kontrolluntersuchung: Meine Werte sind dafür, dass gerade an mir rumgeschnippelt wurde, sehr gut. Die Narbe sieht auch gut aus.

Montag muss ich wieder in die Klinik. Auf zur letzten Chemotherapie, die wahrscheinlich lange, lange, lange dauern wird. Ich brauche dann wieder ganz viel Besuch, Anrufe und Post, geht das, bitte?

So, nun rasiere ich mir meine Beine, das wird ein Fest: endlich wieder Haare, über die frau sich ärgern darf.

Seid umarmt und auf beide Wangen geknutscht (mir ist gerade sehr danach!) von eurer Meike

21
Mittwoch
Tagebuch
Uniklinik
Essen

Gerade habe ich mit Martin geredet, er ist nun mit allem durch. Er sagt, dass für ihn nicht das Vertrauen, jetzt wieder gesund zu sein, ausschlaggebend ist, sondern das Wissen, dass man, selbst wenn man einen Rückfall bekommt, immer noch etwas machen kann. Und jeder einzelne Tag, den man gut leben kann, ist ein Geschenk. Das finde ich auch, aber ansonsten...

Ich will, dass die Krankheit ein Ende hat, ich will wieder ganz gesund werden, will an Rückfälle nicht denken; und selbst wenn einer käme, würde ich wohl erst mal eine Nacht lang fluchen, rauchen, trinken, und wenn möglich, guten Sex haben, um dann zu entscheiden, dass weitergekämpft werden muss!

22
Donnerstag
Rundmail
zu Hause

Leider waren die Zellwerte zu schlecht, um die Chemo zu beginnen. Leider wurde das erst nach dem Anlegen des ZVK und der

Knochenmarkpunktion sowie dem komplettem Einrichten meines Zimmers erkannt. Da auch eine Leukozyten stimulierende Spritze in meinen Bauch nichts daran änderte, wurde ich gestern wieder nach Hause geschickt. Papa war zwar erst am Mittwoch aus Amerika zurückgekommen, ließ es sich aber nicht nehmen, mich selbst abzuholen. Er hat mir derartig viele Süßigkeiten mitgebracht, dass ich die zwangsläufige Chemo-Diät bald ganz gut gebrauchen kann.

Die Ärzte haben mir glaubhaft versichert, dass die schlechten Zellwerte angesichts der Tabletten und der Port-Operation ihre Berechtigung haben und nicht etwa ein schlechtes Zeichen für den Zustand meines Knochenmarks sind. Nach wie vor ist mir klar, dass ich ziemlich viel Glück habe. Ich sollte die nächsten Tage genießen. Angesichts der Zeit, die seit der Diagnose (heute vor einem Jahr) vergangen ist, ist diese Verschiebung der letzten Chemo irrelevant. Ich habe keinerlei Ansprüche darauf, gesund zu werden und zu bleiben.

Ich wünsche mir so sehr, spätestens im Juli wieder ganz gesund zu sein, mein Studium weiter zu führen, einen großartigen Mann zu finden, eine Stelle zu bekommen, zu heiraten, Kinder zu bekommen und alt zu werden, steinalt. Diese Hoffnung wird manchmal fast schon zur Sicherheit. Doch an Tagen wie gestern fühlt sich das ganz anders an. Dann kommen die großen Zweifel, die Angst und die Wut und der Trotz. Und irgendwas in mir versteift sich darauf, dass ich angesichts der Sachen, die ich bisher durchgemacht habe, ein Recht darauf habe, wieder ganz gesund zu werden.

Heute habe ich fast keine Schmerzen mehr. Ich kann mir durchaus vorstellen, die nächsten Tage zu Hause sehr zu genießen. Ich bin ausgeschlafen und fernseh-berieselt, gleich werde ich baden und den übrigen Tag nur Sachen machen, die mir gut tun. Die Sonnenstrahlen tragen einen großen Teil zur Besserung meiner Laune bei. Wunderbares Leben, kann ich da nur denken, wirklich wunderbares Leben. Ich werde mich weiterhin daran festkrallen.

10

Montag
Rundmail
zu Hause

Ich bin wieder zu Hause. Leider reichen meine Zellen nicht für einen weiteren und vorerst letzten Teil meiner Chemo. Neue Planung: eine freie Woche, Blutkontrolle am Donnerstag, und am Montag soll es dann wirklich weitergehen.

14

Freitag
Rundmail
zu Hause

Ihr Lieben! Offenbar haben sich doch einige von euch auf Grund meiner letzten Mail größere Sorgen gemacht. Dazu besteht zum Glück gar kein Grund. Am Donnerstag waren meine Zellen so wunderbar, dass eine Fortsetzung der Therapie ab Montag quasi sicher ist.

Ich versuche mal ein paar Dinge zu erklären, die scheinbar irritierend sind: Chemotherapie zerstört sich schnell teilende Zellen. Im Gegensatz zu allen anderen Körperzellen machen Krebszellen nie Pause, sondern teilen sich ununterbrochen. Durch verschiedene Medikationen versucht man, möglichst viele Krebszellen zu töten. So schlägt das Medikament MTX besonders auf die Schleimhäute, die Spritzen in den Rückenmarkkanal gehen (auch) ins Gehirn. Die körpereigenen Zellen werden dabei zu einem großen Teil mit abgetötet. Das würde bei komplett gesunden Menschen genauso sein.

Ziel der Chemo ist es nicht, meinen Körper gegen die Medikamente abzuhärten, damit ich sie besser vertrage, sondern mich von Krebszellen zu befreien. Wenn man die Medikamente, die ich bekomme, in Hochdosen verabreicht, kann man damit das gesamte Knochenmark einer Person zerstören, zum Beispiel vor einer Knochenmarktransplantation. Nach jeder Chemotherapie kommt man in ein Zelltal oder -tief, um dann wieder bessere Zellen zu bekommen.

Das Zelltief kommt meist ein wenig verzögert, weil zwar die Blutbildung fürs Erste nicht mehr arbeitet, aber einige Zellen noch nicht abgestorben sind. Das Erreichen des Zelltiefs ist ein Zeichen dafür, dass die Chemo wirksam war. Wenn sich das Knochenmark wieder aufbaut und neue Zellen herausgibt, steigt die Zahl der Zellen recht schnell.

Wie lange das Knochenmark an neuen Zellen arbeitet und wie lange die Zellen brauchen, um sich zu teilen und zu vermehren, ist von Mensch zu Mensch verschieden. Die Geschwindigkeit ist im Protokoll idealisiert. Ich kenne niemanden, der die Chemotherapie, die ich gerade machen muss, so durchgezogen hat, wie Herr Hoelzer sich das vorstellt.

Noch mal zum Ablauf der Therapie bei mir: Ich kam Montag ins Krankenhaus, das Blutbild wurde bestimmt und für gut befunden, ein ZVK gelegt (so ein netter Mann, der Anästhesist), ich packte alles aus, dekorierte mein Zimmer, ging mit Mama Kaffee trinken. Dann setzten die Schmerzen am ZVK ein, und ich legte mich in mein Bett, und Mama las mir vor. Dienstag begann die MTX-Gabe, die nach 24 Stunden zu Ende war. In den folgenden zwei Tagen muss der MTX-Spiegel im Blut ständig kontrolliert werden, wenn er zu hoch steigt, bekomme ich Leukovorin-Rescue. Da das Labor am Wochenende keine Spiegel bestimmt, kann man die Chemo spätestens Mittwochmorgen anfangen, ideal ist Dienstag. Falls also am Dienstag mein Blutbild nicht gut genug ist, ist eine Wiederaufnahme auch für den Rest der Woche nicht möglich.

Als weiteres Medikament bekam ich PEG-Asparaginase. Das lässt den Blutzucker sehr steigen; wenn man den Spiegel nicht ständig kontrolliert und ausgleicht, könnte ich mal eben zur Diabetikerin werden. Den Rest der Woche musste ich „nur noch“ Chemotabletten schlucken.

Zu erwartende Nebenwirkungen: Meine Schleimhäute werden stark angegriffen, ich habe lauter Löcher im Mund, ich kann nur schwer essen und sprechen. Ich verweigere aber das Morphium, weil das so müde und unbeweglich macht. Wenn ich die Medikamente jetzt zum zweiten Mal kriege, werde ich es wahrscheinlich brauchen. Ich bekomme Ausschlag, meine Pflasterallergie ist mittlerweile so schlimm, dass der ZVK mit einer Kompresse und einer Mullbinde verbunden werden muss. Zurzeit pellt sich meine Haut. Die durch die Chemo abgetöteten Hautzellen werden abgestoßen. Es bilden sich weiße Bläschen, unter denen sich die neue Hautschicht aufbaut, man soll nicht kratzen, natürlich tue ich es trotzdem.

Nun geht es also in die letzte Runde.
Ganz liebe Grüße, Meike

19
MITTWOCH
Tagebuch Uniklinik Essen

Der Chefarzt sagte heute, wir könnten uns langsam über eine Erhaltungstherapie Gedanken machen. Schließlich gäbe es keine MRD-Werte (Abkürzung für die englische Bezeichnung von „minimaler Resterkrankung") aus Leipzig. Insofern kann Frankfurt keine Einschätzung geben. Die MRD-Diagnostik kann molekulare Veränderungen im Knochenmark feststellen und erkennt neue oder versprengte Krebszellen genauer als eine Knochenmarkpunktion. In Frankfurt sitzt eine Studiengruppe, die auf Grund dieser Diagnostik eine Einschätzung des Patienten gibt. Die führt entweder zur regelmäßigen Kontrolle, zur standardisierten Erhaltungstherapie in Tabletten-Form, zur intensivierten Erhaltungstherapie oder zur Knochenmarktransplantation. Ein Wiederauftreten der Krankheit führt in jedem Fall zur Knochenmarktransplantation. Nun kann eben diese entscheidende Diagnostik bei mir nicht durchgeführt werden. Der Chefarzt erklärte, dass man wohl am besten eine Erhaltungstherapie durchführen sollte. *„Ein paar Tabletten jeden Monat"* und *„engmaschige Kontrolle"*. Das fand ich nicht weiter tragisch, eine engmaschige Kontrolle würde mir wohl den Übergang in ein normales Leben erleichtern.

20
DONNERSTAG
Tagebuch Uniklinik Essen

Frankfurt kann mich nicht einstufen, daher sollten wir davon ausgehen, dass ich nicht zu den Patientinnen mit geringem, sondern mit erhöhtem Risiko auf einen Rückfall gehöre. Die Empfehlung der Studiengruppe lautet: Intensivierte Erhaltungstherapie. Zwölf Monate Tabletten und sechs weitere Chemozyklen...

21
FREITAG
Tagebuch
Uniklinik
Essen

Voraussetzung für eine Erhaltungstherapie ist, dass ich gleichzeitig in Behandlung sein und leben kann. Leben wie vorgestern mit Patrick, dem Sozialarbeiter, der mich hier raus brachte, mit mir ins Kino und Schuhe kaufen ging. Leben wie gestern, als Jana, Christiane, Florian und Julian mich besuchten, mit mir Pizza bestellten und mich zum Lachen brachten. Leben, in dem ich bei Sonnenschein auf einer Bank im Schatten sitzen darf. Leben, in dem ich nicht zögern muss, jemanden mit Schnupfen zu umarmen...

27
DONNERSTAG
Tagebuch
Uniklinik
Essen

Das ist so unglaublich frustrierend: Noch vor drei Wochen waren alle auf der Station überzeugt, dass ich wieder ganz gesund bin und ab Oktober wieder studieren kann. Vielleicht doch nicht in Leipzig, sondern lieber näher am Elternhaus, in Bochum, dann könnte ich bei Grippe oder nach Kontrolluntersuchungen zu Hause gepäppelt werden. Und ob ich die Nachsorge nun in Essen oder Leipzig mache, ist ja egal. Das muss allerdings noch durchdacht und abgewogen werden. Doch jetzt stellt sich plötzlich die Frage, ob ich überhaupt wieder in den Alltag einer Studentin entlassen werde.

Ich habe das Programm der „Intensivierten Erhaltungstherapie“ gelesen und danach geweint. Was da steht, ist schlimmer als das, was im letzten Jahr gelaufen ist. Jeder sagt etwas anderes, rät zu etwas anderem. Alle meinen, denken, wollen mir mitteilen, was sie davon halten, welche Gründe für oder gegen die Therapie sprechen. Ich will nur noch nach Hause. Das ist nicht zum Aushalten hier. Dieselben Ärzte, die noch vor drei Wochen gefragt haben, was ich denn vorhabe, wenn ich den ganzen Scheiß hinter mir habe, blicken mich nur noch mitleidig an.

Die ganze Therapie über war ich mir sicher, ganz gesund zu werden. Es ist super gelaufen und das – so wurde immer wieder betont – lässt auf große Chancen schließen, nicht wieder krank zu werden. Soll ich mir all diese Sicherheit jetzt zerschlagen lassen?

Zum Glück drängen Mama und Papa mich gar nicht. Sie sind dafür, erst mal alle Eventualitäten zu durchdenken und so viele Informationen wie möglich zusammenzutragen, um mich dann meine Entscheidung treffen zu lassen, die sie unterstützen werden.

29

Samstag
Tagebuch
Uniklinik
Essen

Das Wetter ist wunderbar. Strahlender Sonnenschein bei 25 Grad. Ich muss im Zimmer bleiben und auf Infusionen warten. Ich habe das Fenster geöffnet, mein Gesicht ins Licht gehalten, Sonne geatmet und das Leben geliebt.

30

Sonntag
Tagebuch
Uniklinik
Essen
Pfingsten

Ich war heute zum ersten Mal in der Kapelle des Klinikums. Sätze, die ich aus der Predigt mitgenommen habe:

- *Gebt euch nicht in Menschenhand, bleibt in Gotteshand.*
- *Pfingsten ist das Fest der Gipfelstürmer, also lauft los.*
- *Sucht nach den Gaben, die der Heilige Geist euch gab, und verwendet sie.*

Gott, ich bitte dich für all die Menschen, die ich lieb habe, für alle, die gerade traurig sind, für die Kranken, Schwachen und Einsamen auf dieser Welt. Zeig dich ihnen und gib ihnen Kraft, tröste sie und behüte sie.

Gib mir Stärke, Weisheit und Gelassenheit. Bring mein Knochenmark in Schwung, so dass ich wieder mit den Zellen tanzen muss, um ihre Hiebe auszuhalten.

Lass mich die richtigen Entscheidungen treffen.

Ich will nicht mehr ständig tapfer sein und mich zusammennehmen, ich will gesund sein.

Darf ich auf dich vertrauen?

Steht mir noch mehr Glück zu, als ich bisher hatte?

Ich danke dir, Gott, für die Gänseblümchen vor meinem Fenster,
für die Sonnenstrahlen, die heute früh in mein Zimmer fielen,
für die Menschen, die du mir zur Seite gestellt hast.

Ich liebe diese Welt so sehr,
lässt du mich noch weiter darin leben?

31
Montag
Tagebuch Uniklinik Essen

Und wenn nun jeder Mensch eine feststehende Lebenszeit hat? Wenn es mir einfach nicht bestimmt ist, Kinder in die Welt zu setzen und alt zu werden?

Das will ich nicht glauben!

Gott, ich würde so gerne glauben,
dass du immer bei mir bist –
doch an manchen Tagen ist es schwer, dich zwischen
Medikamenten und Schmerzen zu finden.

Gott, ich würde so gerne vertrauen –
aber so viel Vertrauen wurde vor meinen Augen gebrochen.
Es kommt vor, dass mein Verstand sich wehrt:
Wo sind Güte und Gerechtigkeit?
Nicht in dieser Welt?

Und doch, ich bitte und bete und lasse mich
immer wieder fallen
in deine Arme.

3

DONNERSTAG
Rundmail
zu Hause

Kurzfassung:
Das Hoelzer-Protokoll ist überstanden, vor mir liegt noch eine Knochenmarkpunktion (in fünf Wochen). Bisher gibt es noch keine Sicherheiten, was danach kommt. Doch fürs Erste fühle ich mich gesund und fit, fahre in einer Woche zur Kur, um den Kopf mal frei zu kriegen und zu überlegen, was ich von der nächsten Zeit erwarte. Und natürlich will ich kuren und mit Gymnastik und Wassersport meine Formen vervollkommnen.

Zwar gibt es nun keine rauschende Fete, aber am Sonntag einen „Tag der offenen Tür" anlässlich meines Geburtstages.

Die ausführliche Version:
Die Chemo habe ich gut vertragen, abgesehen von den üblichen Wortfindungsstörungen, Müdigkeit und leichtem Haarausfall. Wie immer gab es viele schöne und tragische Momente.

Martin ist mit allem fertig und endlich zu seiner Kur gekommen. Danach wird er wieder anfangen zu arbeiten.

Melanie liegt auf der Knochenmark-Transplantationsstation und wird wieder Hochdosen bekommen, um danach transplantiert zu werden. Wie stark sie ist!

Marion, die die gleiche Leukämie hat wie ich, wirkte am Anfang sehr stark und kämpferisch. Dann hatte sie eine Lungenentzündung bekommen. Als ich kam, lag sie seit drei Wochen im Koma. Wir haben nicht geglaubt, dass sie wieder kommt. Doch sie kam. Schwach und abgemagert, aber lebendig. Sie erzählte, dass sie sich gewehrt hatte, als man ihr Schläuche in die Nase legen wollte, daher wurde ihr ein Medikament gegeben, das als Nebenwirkung manchmal Alpträume verursacht. Die hatte sie dann, ohne zu wissen, dass es Träume waren: Ihr Mann hätte sie verlassen, ihre Kinder sagten, sie bräuchten sie nicht mehr. *„Sie will gar nicht mehr aufwachen"*, sagte die Krankenschwester zu Marions Ehemann. Daraufhin lud er Kinder und Schwester ins Auto, alle redeten mit der Schlafenden. Einen Tag später war sie wach.

Kurz bevor ich meine letzte Chemotablette schlucken sollte, erzählten mir die Ärzte, dass in Frankfurt keine MRD-Einsendungen aus Leipzig vorliegen. Ich solle deshalb sicherheitshalber die intensivierte Erhaltungstherapie machen. Ich bekam das Protokoll, um mich schon mal einzulesen. Ich zitiere den Ablaufplan:

„...beinhaltet sechs Konsolidierungszyklen mit dazwischengeschalteter Dauertherapie mit 6-MP/MTX. Dabei werden die bereits im ersten Jahr eingesetzten Konsolidierungszyklen alternierend im Abstand von vier bis sechs Wochen gegeben...Die intensivierte Erhaltungstherapie wurde in der GMALL-Studie 05/93 bei einer begrenzten Patientenzahl geprüft und hat sich als durchführbar erwiesen."

Zusammengefasst: ein Jahr lang alles, was ich seit August bekommen habe, nur würde ich zusätzlich noch Tabletten schlucken und daher ständig schlechte Werte haben. Das hieße: kein Studium und keine Clubs, keine Spiele- und Videoabende, kein Kino, keine Schimmelkäse-Ausnahmen oder Einkaufsbummel. Die nächsten Tage war ich ein heulendes Elend.

Ich ging zu einem Arzt in der Tagesklinik, den ich sehr schätzen gelernt habe. Er wies mich darauf hin, dass Ärzte an dieser Stelle nur bedingt beraten können. Die eigentliche Entscheidung für oder gegen diese Therapie bzw. mit welchen Beschränkungen liegt allein bei mir. Die Studie läuft noch nicht lange genug, um sichere Ergebnisse zu liefern, dass die Erhaltungstherapie überhaupt die Wahrscheinlichkeit auf einen Rückfall verringert. Sicher ist aber, dass man die Infektionsgefahr ein weiteres Jahr lang extrem hochschraubt. Sicher ist auch, dass die Lebensqualität – Entschuldigung – beschissen ist.

Wenn ich sie nicht mache und nach einem Jahr einen Rückfall bekomme, werde ich mich vielleicht ärgern.

Wenn ich sie mache und nach einem halben Jahr eine Lungenentzündung bekomme, wohl noch mehr.

Wenn ich sie mache und nach vier Jahren ein Rückfall auftritt, ärgere ich mich eventuell, ein Jahr, das ich hätte genießen wollen, „zerstört" zu haben.

Es gibt keine Gewissheit darüber, warum Leukämie entsteht, es gibt auch keine Gewissheit, warum sie bei manchen Patienten zurückkehrt und bei anderen nicht. Und dann sagte der Arzt noch mal recht deutlich, dass ich immer noch gehen kann.

Dann tat Papa etwas, worauf in Essen keiner gekommen war: Er rief in Leipzig an. Leipzig hat doch Knochenmark von mir versendet, es existieren sogar noch die Postbelege. Der Chefarzt wird außerdem nach Resten meiner Kochenmarkproben suchen, die eventuell ausreichen, um die ersten MRD-Werte zu rekonstruieren.

Ich habe in den letzten anderthalb Wochen so viele schlaflose Nächte verbracht, um in mich selbst hinein zu horchen, was ich brauche und wozu ich unter welchen Umständen bereit wäre. Ich habe Listen mit pro- und contra-Argumenten gemacht und mir viele Meinungen in die eine oder andere Richtung angehört. Ich glaube nicht, dass es noch irgendein Argument gibt, das ich nicht bedacht habe. Schließlich habe ich gesagt, dass ich – wenn überhaupt – nur die Tabletten oder nur die Infusionen nehme, aber nicht die Kombination (O-Ton Arzt: *„Die Tabletten werden ja eh meist schnell ganz abgesetzt, weil die Patienten sonst gar nicht aus dem Zelltal rauskommen."*). Nun ist es Zeit, diese Überlegungen zur Seite zu schieben.

Wenn ich aus der Kur wiederkomme, gibt es hoffentlich Neuigkeiten aus Leipzig, Essen wird die Punktion machen. Ich werde mir meine Bedingungen überlegt haben und die Ärzte sich ihre Vorschläge. Und dann werde ich mich entscheiden, was ich wann und wo und wie mache. Diese Entscheidung werde ich bestimmt nicht unüberlegt treffen. Ich danke euch für all die Hilfe und Unterstützung, bitte euch aber, mir jetzt keine Ratschläge zu geben. Von denen habe ich genug bekommen.

Mit ganz lieben Grüßen, Meike

11
FREITAG
Tagebuch
Kur
Wuppertal

Seit Mittwochmorgen bin ich in der Kur. Nette Menschen, ein Wahnsinnszimmer mit eigenem Bad, einen tollen Tischnachbarn, der 29 Jahre alt ist, verheiratet, und dem sie ein großes Stück Lunge rausnehmen mussten. 1998 hatte er Knochenkrebs, man trennte sein Bein ab. Nun hat er Metastasen. Weder verbittert, noch hoffnungslos, sondern lebensfroh und tapfer ist er, Sven, und wir verbringen sehr viel Zeit miteinander.

Gerade war ich bei der ökumenischen Andacht, die wohl freitags immer stattfindet. Schöne Lieder, aber die Minipredigt hat mir nicht so gut gefallen. Jesus heilt einen besessenen Jungen und sagt zum Vater: *„Glaube!“*, der Vater sagt, er glaube und bittet um Hilfe in seinem Unglauben. Den Jüngern sagt Jesus später, dass man solch einen Geist nur durch Gebete vertreiben kann.

Darauf läuft die Geschichte raus: Glaube, vertraue, bete!

So eine Heilungsgeschichte finde ich an einem solchen Ort eher unpassend, um nicht zu sagen extrem ungeschickt. Hat Melanie nicht vertraut, geglaubt und gebetet? Ich tue das auch oft, aber ich habe schon zu viele Menschen sterben sehen als dass ich diese einfache Gleichung annehmen könnte.

13
SONNTAG
Tagebuch
Kur
Wuppertal

Barmherziger, gerechter Gott
– manchmal fällt es mir schwer, diese Worte zu beten.

Ich bin der Weg, die Wahrheit und das Leben
– das kann ich für mich voll annehmen und akzeptieren.

Niemand kommt zum Vater, denn durch mich
– das kann und will ich nicht glauben. Doch erst in diesem Satz wird Gott konkret, dieser Satz gibt eine klare Aussage, wie wir leben sollen. Ist er nicht ebenso zentral für den christlichen Glauben wie *„Liebe Deinen Nächsten wie Dich selbst“*?

Kann ich, obwohl ich mich sträube, mit Worten und Zitaten zu missionieren (im Gegensatz zur Mission, in der ich meinen Glauben zur Grundlage meines Denkens und Handelns mache und Menschen vorlebe, wie sinnvoll das ist), überhaupt Pastorin werden?

Für mich sind die Grundwerte, für die Christus steht, wie Liebe, Gerechtigkeit, Menschlichkeit, Vergebung, Vertrauen, die Grundlage. Braucht ein Mensch, der diese Grundwerte hat, wirklich Jesus Christus? Kann er nicht Jesu Weg gehen, seine Wahrheit leben, ohne an ihn selbst zu glauben?

Mir ganz persönlich hat sich Gott nicht nur durch Jesus offenbart. Ich glaube an einen Gott der Gänseblümchen und Sonnenstrahlen. An einen haltenden, tragenden Gott. In Jesus finde ich einen empathischen Gott, der mit mir leidet und in diesem Leid selbst Gottverlassenheit spürt.

Herr, ich glaube, hilf meinem Unglauben.

19

SAMSTAG
Tagebuch
Kur
Wuppertal

Ich habe weniger Angst vor dem Tod als davor, mein Leben nicht bestmöglich zu leben.

Pro | Contra

intensivierte Erhaltungstherapie

„sicherster Weg" in Bezug auf meine Leukämie

keine ~~große~~ 100%ige Sicherheit, dass
* ich das noch-mal durchstehe (psychisch)
* ich weiterhin keine Infektionskrankheit kriege
Lungen-entzündung
* kein Rezidiv bekomme

Ich höre auf die Ärzte

die bisher nicht gerade sensibel waren und

1

DONNERSTAG
Rundmail
zu Hause

Hallo ihr Lieben!
Seit gestern bin ich zurück von der Kur. Ich habe mich gut erholt und fühle mich im Moment richtig fit, fröhlich und gesund. Es gab zwar keinen wirklichen Kurschatten, aber viele nette Menschen. Das Essen war so gut, dass ich drei Kilo zugenommen habe – die ich hoffentlich wieder loswerde. Montag muss ich zur Abschluss-Knochenmarkpunktion.

Hinsichtlich einer möglichen Erhaltungstherapie habe ich entschieden, nichts mehr zu machen, was mein Zurückfinden in den Alltag deutlich einschränkt. Es sei denn, es gibt einen belegten, medizinischen Grund.

Ich habe noch eine weitere Entscheidung getroffen, die mir sehr schwer gefallen ist: Ich werde nicht in Leipzig weiterstudieren, sondern nach Bochum wechseln. Die Nachsorge kann dann in Essen laufen, und wenn es mir mal nicht so gut geht, ist der Weg zu meinen Eltern nicht allzu weit. Hinzu kommt, dass ich sowieso mindestens zwei Semester an einer Uni in Nordrhein-Westfalen studieren muss, um später mal für meine Heimatkirche zu arbeiten.

Es drückt und küsst euch die Meike

15

DONNERSTAG
Rundmail
zu Hause

Schlechte Nachrichten – bei der Knochenmarkpunktion konnten wieder Krebszellen nachgewiesen werden. Ungefähr 20 Prozent. Das ist noch im Bereich einer Rezidiv-Früherkennung. Ich muss mindestens eine knallharte Chemo machen. Falls ein geeigneter Spender bzw. eine geeignete Spenderin gefunden wird, wird mein eigenes Knochenmark durch weitere Chemos zerstört und ich bekomme das fremde Knochenmark transplantiert.

Weil mein Blutbild noch sehr gut ist, müssen wir nicht sofort anfangen, ich habe noch ein bis zwei Wochen Zeit. Ich werde also trotzdem dieses Wochenende weggehen, Karaoke singen und Mitte nächster Woche nach Paris fahren, jetzt erst recht! Und dann werde ich weitermachen und auch das noch hinter mich bringen. Ich hoffe, ihr haltet noch ein Weilchen länger mit mir durch. Ich war mir so sicher, dass ich wieder ganz gesund bin. Scheinbar ist der Draht zu meinem Körper doch nicht so gut. Ein winziger Teil in mir hat aber die ganze Zeit mit diesem Ergebnis gerechnet, dieser Teil hat mir beim Gespräch mit dem Oberarzt geholfen, die Fassung zu wahren.

Ich bitte euch, mich heute noch nicht anzurufen, ich muss erst mit meinem Selbstmitleid und meiner Frustration fertig werden, bevor ich mich Telefonaten gewachsen fühle. Außerdem bitte ich euch, euch schnellstmöglich typisieren zu lassen – meine Angst vor der Behandlung ist um einiges geringer als die Angst davor, keinen Spender zu bekommen.

Mit lieben Grüßen, eure Meike

20

Dienstag
Rundmail
zu Hause

Aufruf

Bei 1:4 000 000 liegt die Chance, einen fremden Menschen zu finden, dessen Knochenmark zu meinem passt. Da das Knochenmark meiner Geschwister nicht zu mir passt, benötige ich eine Fremdspende. Jeder von euch kann dieser viermillionste Mensch sein bzw. die Typisierung des viermillionsten Menschen finanzieren.

Nächste Woche werde ich wieder in der Uniklinik Essen aufgenommen, um durch weitere Chemotherapien den Krebs zu verdrängen und mein Knochenmark auf eine Transplantation vorzubereiten.

Möglichkeiten zur Typisierung und zur Geldspende: Die Typisierung des eigenen Knochenmarks und die Aufnahme in die deutschlandweite, europaweite und weltweite Spenderkartei ist bei jedem Hausarzt möglich. Eine Typisierung kostet 50 Euro. Um sich typisieren zu lassen, muss man zwischen 18 und 55 Jahre alt sein. An manchen Unikliniken (z.B. Köln und Leipzig) ist es möglich, Blut zu spenden und gleichzeitig – ohne Zuzahlung – typisiert zu werden. Es gibt ab sofort ein Spendenkonto, von dem Typisierungen bezahlt werden können und das so eine kostenfreie Typisierung ermöglicht.

Vielen Dank! Meike

25

Sonntag
Rundmail
zu Hause

Ihr Lieben!

Ich danke euch für all die mitfühlenden, ermutigenden und unterstützenden Worte. Ich danke allen, die sich haben typisieren lassen, die sich typisieren lassen werden, und denen, die Geld gespendet haben. Ich danke euch, dass ihr für mich da seid und mich nicht alleine lasst. Ich danke für eure Gebete, eure Gedanken und euer Hoffen.

29

Donnerstag
Tagebuch
Uniklinik
Essen

Noch läuft die Chemo nicht. Ein bisschen habe ich Angst vor der Zeit, wenn mir meine Konzentration wieder abhanden kommt. Zum Glück habe ich einen Fernseher für mich allein. Draußen scheint die Sonne und irgendwie macht auch das mich glücklich, obwohl ich nicht raus darf. Was mich gerade glücklich macht:

- *keine Schmerzen zu haben,*
- *Sonnenstrahlen, die meine Füße wärmen,*
- *Appetit zu haben,*
- *mich selbst zu mögen,*
- *mich konzentrieren zu können,*
- *Besuch zu bekommen,*
- *mit Mama zu telefonieren,*

- *mit Patrick zu flirten,*

- *Bonbons zu essen,*

- *von Kathrin zu hören, dass ich nicht mehr „nur“ die kleine Schwester für sie bin...*

Gott, ich würde so gern glauben,
dass Du immer bei mir bist
doch an manchen Tagen ist es
schwer dich zwischen
Medikamenten und Schmerzen zu
finden.
Gott, ich würd so gerne vertrauen
aber ~~zu~~ so viel Vertrauen würde
vor meinen Augen gebrochen
es kommt vor, das mein Verstand
sich wehrt. Wo sind Güte, und
Gerechtigkeit. Nicht in dieser Welt?

Und doch, ich bitte und bete
und lasse mich immer
wieder neu fallen
in Deine Arme.

1

SONNTAG
Tagebuch
Uniklinik
Essen

Die Zeit rennt, schon wieder August. Was hatte ich mir alles vorgenommen: Fitness-Studio, Wohnungssuche in Bochum, Umzug, Malen, Singen, Zeit für mich und zurückkehren ins Leben.

Ich blicke auf meinen völlig aufgeblähten Bauch. Ein Einlauf hat nicht wirklich Erfolg gebracht. Es ist so seltsam, meinen Körper zu betrachten, der sich nach wie vor stark und gesund anfühlt und gleichzeitig zu wissen, dass das äußere Bild nicht stimmt.

Zu spüren, dass ich kurzatmig werde, durch meine Haare zu fahren, die schon nächste Woche ausfallen werden. Mit der Zunge durch meinen Mund zu fahren, über die Zähne zu streichen und zu wissen, dass mir das schon übermorgen weh tun wird.

Alles Äußerlichkeiten, alles Zipperlein, und doch verwirrt und ängstigt es mich.

2

MONTAG
Tagebuch
Uniklinik
Essen

Mir ist schlecht vom Kalium und vom Flohschalenzeugs für meine Verdauung. Meine Haut tut sehr weh. Scheiße, verdammte! Ich fühle mich wie in einer Sanduhr. Die Seifenblasen sind zerplatzt. Ich muss durchs Feuer, aller Macht beraubt, aber nicht der Liebe.

3

DIENSTAG
Tagebuch
Uniklinik
Essen

Patrick erzählte mir, dass die Verwandten einer Bettnachbarin beeindruckt waren von meiner Gelassenheit, Geduld, Zuversicht und Reife. Das freut mich. Ich weiß, dass ich zuversichtlich bin, es tut gut zu hören, dass ich das auch ausstrahle.

6

FREITAG
Tagebuch
Uniklinik
Essen

Mein Mund tut sehr weh. Mein Kreislauf ist völlig unten und ich bin müde. Trotzdem habe ich in mir nach wie vor eine ganz prickelige Sommer-Sekt-Laune. Ich muss ein bisschen aufpassen, dass ich nicht zu glücklich mit mir und damit selbstverliebt und arrogant werde.

8
SONNTAG
Tagebuch
Uniklinik
Essen

Bei 36 Grad Sonnenschein liege ich im Bett und habe Bauchschmerzen. Ich bedauere mich selbst. Es ist und bleibt eine Gemeinheit, mit 22 Jahren Leukämie zu haben, es ist gemein, sich immer wieder kaputt machen zu lassen. Es ist gemein, dass mir meine Fähigkeit zum Kinder bekommen genommen wird, durch die Transplantation werde ich nämlich unfruchtbar. Es ist gemein, dass meine Haare ausfallen und mein ganzes Dekolleté voller Pickel ist, die jucken, an denen ich aber nicht kratzen darf.

Und dann kann ich mich selbst nicht leiden, weil ich es zulasse, dass Selbstmitleid sich über Zuversicht und Freude stellt. Ich ärgere mich über mich, weil ich nach wie vor voll Leben bin, aber es nicht zu schätzen weiß.

9
MONTAG
Tagebuch
Uniklinik
Essen

Ich habe Morphium geordert, jetzt tut doch alles richtig weh!

11
MITTWOCH
Tagebuch
Uniklinik
Essen

Mich zu lieben, muss ein Mann

festhalten können

und loslassen,

mich herausfordern und

verstehen,

mir Träume geben

und helfen sie zu leben,

Spaß haben am Verrückt-sein

und mich doch auch ernst nehmen,

nicht nur geben können

sondern auch nehmen;

mich zu lieben,

darf ein Mann

mich nie vergessen lassen,

wer ich bin.

Ich glaube, ich war 14, als ich es geschrieben habe. Liturgische Nacht bei den Katholiken... Hat sich so wenig geändert oder lese ich es heute anders?

12

Donnerstag
Tagebuch
Uniklinik
Essen

Mir geht es sehr gut, die Zellen steigen wieder, ich kann wieder ein bisschen essen.

In der „Freundin" habe ich von einem Schreibwettbewerb gelesen, zu dem ich viele Ideen habe...

13

Freitag
Tagebuch
Uniklinik
Essen

Meine Nerven werden dünner, der Krankenhauskoller macht sich bemerkbar. Und die Schmerzen werden nicht merklich besser.

14

Samstag
Tagebuch
Uniklinik
Essen

Die Schmerzen zerren an mir, so dass ich aggressiv werde, betrübt, unzufrieden, müde und jede Kontrolle und Zuversicht zu verlieren drohe. Was kann ich dem entgegensetzen?

- *mit geschlossenen Augen Musik hören,*

- *schreiben, telefonieren, weinen,*

- *innerlich singen „Meine Zeit steht in deinen Händen,*
  hier kann ich ruhig sein, ruhig sein in dir",

- *mich erinnern an Gänseblümchen, Kindheitserlebnisse, Seifenblasen, Sonnenstrahlen,*

- *mich auf Gott besinnen,*

- *weiter tanzen...*

25
MITTWOCH
Rundmail Uniklinik Essen

Ihr Lieben!
Ich habe einen Spender! Und einen festen Termin für die Aufnahme auf der Transplantationsstation. Es war geplant, mich durch eine Hammer-Chemo in Remission (so wird der Zustand bezeichnet, wenn keine Krebszellen nachgewiesen werden können) zu bringen, mich ein paar Tage nach Hause zu lassen, mit einer weiteren, besser verträglichen Chemo im Zustand der Remission zu erhalten, mich wieder ein paar Tage zu entlassen und dann auf der Transplantationsstation aufzunehmen.

Leider ist es nicht so gut gelaufen. Ich habe eine wirklich fiese Chemo hinter mir und nach wie vor Krebszellen im Knochenmark. Jetzt werden wir die nächste Chemo direkt anhängen, ich darf wahrscheinlich gar nicht mehr nach Hause.

Wenn ich ohne Remission auf die Transplantationsstation komme, sind die Voraussetzungen nicht so gut, aber das ändert nichts am Ablauf: Untersuchungen, vier Tage Ganzkörperbestrahlung, je 45 Minuten auf dem Bauch und 45 Minuten auf dem Rücken liegend, drei Tage lang 24-Stunden-Chemos und dann einen Tag lang Pause, bevor ich die Stammzellen meines Spenders über meinen Zentralen Venenkatheter als Infusion bekomme. Die Zeit der Quarantäne und des Zitterns hat normalerweise nach 40 bis 50 Tagen ein Ende und man darf unter strengen Auflagen nach Hause. Wieder richtig fit ist man etwa ein Jahr nach der Transplantation. Für alle, die mehr dazu wissen möchten: www.uni-essen.de/kmt

Die Aussicht auf dauerhafte Gesundheit ohne Rückfall sinkt von 80 bis 90 Prozent auf 30 bis 40 Prozent.

Na ja, nach der Chemorunde war ich unter den falschen 20 Prozent, jetzt könnte ich ja mal unter den richtigen 40 Prozent sein... Wenn es um einen selbst geht, sind die ganzen Statistiken eh nur ein Orientierungswert. Die eigene Chance bleibt immer 50 Prozent – man schafft es oder eben nicht. Ich will gesund werden, ich habe einen jungen Körper und versuche, weiter zuversichtlich und fröhlich zu bleiben.

Auch wenn ich jetzt einen Spender habe, heißt das auf keinen Fall, dass alle geplanten Spenden und Typisierungsaktionen unnötig sind. Einen zweiten oder auch dritten Spender zu haben, kann sehr wichtig sein, falls mein Körper das Knochenmark des ersten nicht annimmt oder ich einen Rückfall bekommen sollte. Also macht weiter Werbung, motiviert die Menschen um euch herum und spendet.

Besucht mich, ruft an und helft mir, Zweifel nicht zur *„Verzweiflung werden zu lassen, zu hoffen, zu glauben und zu lieben"*.

(Hanns-Dieter Hüsch)

2.8.04

Mir ist schlecht vom Kalium und von Floschalenzeugs für meine Verdauung.
Meine Haut tut sehr weh und nach wie vor habe ich keine Ahnung, ob der Spender passt.
Scheiße, vedammte!

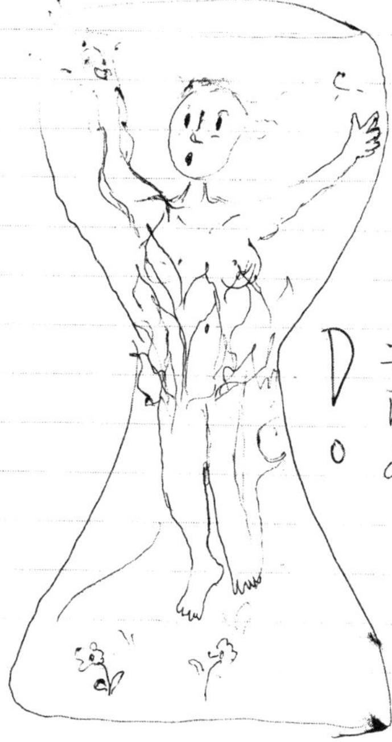

Ich fühle mich wie in einer Sanduhr
Die Seifenblasen sind zerplatzt
ich muss durch Feuer, aller Macht beraubt – aber nicht der Liebe ♥

8

Mittwoch
Rundmail
zu Hause

Ich bin seit Montag zu Hause. Bis zur Aufnahme auf der Knochenmark-Transplantationsstation am 27. September muss ich nur regelmäßig zur Blutkontrolle in die Tagesklinik. Denn: Ich bin in Remission. Was die MTX-Hochdosis mit all ihren Nebenwirkungen nicht geschafft hat, ist durch eine weitere Chemo doch noch gut geworden. Ich habe also ideale Voraussetzungen für eine Erfolg versprechende Transplantation.

Ich bin sehr glücklich!
Mit lieben Grüßen, eure Meike

16

Donnerstag
Rundmail
zu Hause

Die Tage rasen dahin. Plötzlich sind es nicht mehr fast drei Wochen bis zur Aufnahme auf der Transplantationsstation, sondern nur noch eine Woche und drei Tage.

Die letzten Chemos stecken mir noch in den Knochen. Ich ermüde schnell, traue mich nicht so recht nach draußen, erst recht nicht auf Partys oder in die Disco. Ich verbringe meine Tage mit Lesen, CDs und Bücher sortieren, Telefonieren, Fernsehen, Schlafen und Essen. Das frustriert mich aber gar nicht, zumal es so viele nette Menschen gibt, die den Weg nach Neukirchen-Vluyn nicht scheuen: Ich kriege Besuch zum Frühstück, Kaffee oder Abendessen.

Okay, ein bisschen habe ich mich in den letzten Tagen doch bewegt: Am Montag zur Blutkontrolle nach Essen, bei der alles prima war, am Dienstag nach Bochum zur Immatrikulation und gleichzeitigen Beurlaubung (was erstaunlich stressfrei geklappt hat, obwohl wir insgesamt 5 1/2 Stunden warten mussten), heute wieder nach Essen zum Orthopäden wegen der Schmerzen in meinen Oberarmen und Schultern. Der diagnostizierte ein Muskelungleichgewicht, das vermutlich durch die letzten Chemotherapien ausgelöst wurde. Eventuell habe ich durch die Chemo auch eine leichte Nekrose (Knochenschwund). Eventuell werde ich für den Rest meines Lebens nicht boxen dürfen und auf Skilanglauf verzichten müssen. Das ist für mich persönlich nicht weiter tragisch! Der Verdacht auf Knochenschwund soll nach der Transplantation überprüft werden, das Muskelungleichgewicht soll durch Krankengymnastik verbessert werden.

Um psychisch stabil in die Transplantation zu gehen, freue ich mich weiterhin sehr über eure Nachrichten, Anrufe und Besuche.

Ich grüße, drücke und küsse euch, die Meike

P.S. Inspiriert von Ben Becker, der Werbung für die Deutsche Krebshilfe macht, kann ich nur sagen: *„Ich werde kämpfen, bis die Hölle einfriert!“*

25
SAMSTAG
Rundmail zu Hause

In mir summt und brummt es, leider sind es keine Flugzeuge im Bauch, sondern Hummeln, die sich mit meinem Hintern nicht begnügen: Ich bin aufgeregt! Irgendwo zwischen *„Ich will nicht!“* und *„Es soll endlich losgehen!“*. Mein Allgemeinzustand ist nach wie vor gut, nur der Schnupfen ist trotz Unmengen von Knoblauch, viel Wasser, Nasenspray und dicken Socken geblieben. Und meine Arme tun immer noch weh. Meine Krankengymnastin vermutet eine Schleimbeutel- und Gelenkkapselentzündung, die man am besten behandelt, indem man die Punkte drückt, die besonders weh tun, bis der Schmerz ein wenig nachlässt.

Ansonsten soll ich mich möglichst viel entspannen. Entspannen?!? Am Montag werden wir auf der Transplantationsstation erwartet. In der ersten Woche werden meine Nasennebenhöhlen, meine Lunge und überhaupt mein Körper geröntgt, um potenzielle Entzündungsherde zu erkennen und für die Bestrahlung die genaue Lage aller Organe auf meinen Körper zu zeichnen. Außerdem werde ich punktiert und soll Ende der Woche einen neuen Zentralen Venenkatheder bekommen.

Anfang Oktober folgt voraussichtlich das Einschleusen in den sterilen Bereich. Einerseits durch Medikamente, andererseits durch tägliches Baden mit speziellen Zusätzen und das Säubern aller Gegenstände in meinem Zimmer. In der folgenden Woche werde ich bestrahlt und mit weiteren Chemotherapien auf null Zellen gebracht. Die Transplantation ist für den 11. oder 12. Oktober geplant. Die Transplantation an sich ist relativ unspektakulär: Ich bekomme die Stammzellen des Spenders/der Spenderin als Infusion, die etwa 20 Minuten laufen wird. Die ersten zehn bis 14 Tage sind kritisch in Bezug auf Abstoßungsreaktionen. Außerdem wird sich zeigen, ob die neuen Stammzellen überhaupt bereit sind, in meinem Körper Blut zu produzieren. Wenn sie das tun und auch sonst alles gut läuft, kann ich damit rechnen, 30 bis 50 Tage nach der Transplantation nach Hause zu dürfen. Der Zeitraum engmaschiger Kontrollen und ständiger Tabletteneinnahme, bis sich mein Immunsystem wieder regeneriert hat, beträgt in der Regel ein Jahr, wobei die ersten drei Monate besonders kritisch sind.

Alles in allem bin ich sehr zuversichtlich. Das wird schon alles gut werden! Und es ist ja nicht so, als hätten wir nicht schon vergleichbar Schlimmes gemeinsam durchgestanden... Und mit Besuch vorm Fenster (von dort aus kann man mit mir telefonieren, weil im Zimmer alles steril sein muss), Anrufen und E-Mails wird auch die Zeit der Isolation nicht einsam werden!

Ich bin sicher, wieder ganz gesund zu werden und zweifele nicht im Geringsten daran, dass das Leben an sich die bevorstehenden Schmerzen, Unannehmlichkeiten und Verluste (zum Beispiel meine Gebärfähigkeit, eventuell auch leichte Einschränkungen meiner Sehkraft) wert ist.

Viele liebe Grüße von eurer Meike

Wunsch

spucken möchte
ich die
schmerzen
vor
deine
füße

schreien
möchte
ich die
ängste
in
eure
gesichter

meiner nächte
kalten
tablettenträume

ja
ich
habe
ein
geschnittenes
herz
und
armes
elendsblut

aber
ich
schreibe
was meine
seele
aus
meinem
lieben
singt

Wunsch

spucken möchte
ich die
schmerzen

vor
deine
füße

schreien
möchte
ich die
ängste

in
eure
gesichter

Heiner Süselbeck (für mich)

Ich habe Angst, ich bin traurig über die neuen Nachrichten von Melanie, der es sehr schlecht geht. Die Zuversicht rollt sich zusammen und wird ganz klein. Nicht mehr alles überstrahlend und herzerwärmend, trotzdem noch vorhanden.

Ich werde gesund!
Ich werde die KMT überstehen und die Zeit danach auch!

27
MONTAG
Rundmail
zu Hause

Ich darf diese Woche meine Abende und Nächte zu Hause verbringen. Ich freue mich sehr, weil es mir zu Hause gleich viel besser geht...

Liebe Grüße, eure Meike

28
DIENSTAG
Tagebuch
zu Hause

Gestern schloss ich Bekanntschaft mit den Schwestern und Pflegern, der Ärztin und dem Oberarzt der KMT 3. Plötzlich bemerkte ich, wie zu Hause ich mich mittlerweile auf der M5 gefühlt habe. Wie schön es war, gekannt und gemocht zu sein.

Melanie geht's so schlecht und Roland natürlich auch. Ich würde so gerne helfen und doch fällt mir nicht mehr ein, als an Melanies Bett *„Von guten Mächten"* zu singen und Roland fest zu drücken... Mich macht das so traurig, nicht weil ich Angst habe um mich und die Folgen meiner Behandlung, sondern weil ich Melanie so gerne habe.

Ich bin so müde vom Früh-Aufstehen, von den Untersuchungen, von meinen Armen, die mir nach wie vor sehr weh tun, und von den Zweifeln, die an mir nagen: Werde ich das durchstehen? Dann denke ich an Mama und Papa, die sich so viel Zeit für mich nehmen und mir so viel Kraft geben. An all die Ärzte und Schwestern, die schon mit mir gekämpft haben ohne allzu viel Distanz zu wahren.Wie kann ich da zweifeln?

Manchmal reicht es, sich an all das zu erinnern, was man an Glück und Liebe hat. Wie kann man da noch jammern über die Ungerechtigkeiten dieser Welt? Was ist mein Leid schon angesichts all der Liebe, Güte, der Gaben und Unterstützung, die mir zuteil wurden, angesichts all der Großartigkeiten, die mein Leben schon geboten hat?

Ich werde gesund
Ich werde die KMT überstehen
und die Zeit danach auch.

1

Freitag
Rundmail zu Hause

Ihr Lieben!
Ich bitte um Verzeihung: Ich war in der Mail am Montag kurz angebunden und habe mich auf einige sehr liebe und längere Antworten nicht gemeldet, obwohl ich ab nachmittags zu Hause war. Die Voruntersuchungen haben mich sehr ermüdet (vom Aufstehen um 5.40 Uhr, um pünktlich in Essen zu sein, mal ganz zu schweigen) und so hatte ich einfach nicht die Energie zu schreiben und anzurufen. Ich habe meine Zeit lieber mit Fernsehen, Musik hören, mich bekochen lassen und Schlafen verbracht.

Ich fasse kurz zusammen, was der Stand ist:
Alle Voruntersuchungen haben gute Ergebnisse gebracht. Meine Organe sind gesund, nach wie vor bin ich in kompletter Remission und habe gute Voraussetzungen, ganz gesund zu werden. Wegen terminlicher Schwierigkeiten meines Spenders/meiner Spenderin wird die Transplantation vorgezogen. Ich werde morgen stationär aufgenommen bzw. „eingeschleust". Alle meine Sachen werden sterilisiert, zu mir ins Zimmer darf man nur noch mit Mundschutz, Haarnetz, Kittel und Handschuhen – es gibt aber die einfachere Möglichkeit, im Flur an ein großes Fenster zum Zimmer zu kommen und über ein Telefon mit mir zu reden. Ich darf mein Handy mitnehmen, habe ein Telefon und einen Internetzugang. Sonntag und Montag bekomme ich Chemotherapien, dann Ganzkörperbestrahlungen und Freitagabend schließlich die Infusion mit den gespendeten Stammzellen. Der Termin für die Transplantation ist also der 8. Oktober.

Jetzt die ausführliche Version:
Seit Montag hatte ich eine Vielzahl von Untersuchungen und lief von einem Gebäude auf dem Klinikgelände zum anderen. Mein Brustkorb und meine Nasennebenhöhlen wurden geröntgt, dann wurden noch CT-Untersuchungen vom Brustkorb und vom Bauch gemacht. Sie zielten darauf, für die Bestrahlung die Lage der einzelnen Organe genau zu kennen sowie sicher zu gehen, dass es keine Wassereinlagerungen oder Gewebeauffälligkeiten gibt. Dann sollten mir eine Braunüle (eine Nadel als Venenzugang) gelegt und etwa 30 Röhrchen Blut abgenommen werden. Nach einigem Geporkel und

Gesteche hatte ich schließlich eine Nadel auf dem rechten Handrücken und etwa zehn Röhrchen waren vollgelaufen. Dann streikten meine Venen, es gelang nur noch, etwas in meinen Körper reinzuspritzen, nicht aber weiteres Blut abzunehmen. Also wurden alle weiteren Röhrchen auf Dienstag verschoben.

Für einen Nierentest musste ich innerhalb einer Stunde einen Liter Wasser trinken. Erfreulicherweise durfte ich – anders als auf der Station angekündigt – vor der 30-minütigen Untersuchung doch noch mal auf die Toilette. Dann musste ich ganz still liegen, während sich ein seltsames, ringförmiges Gerät über meinem Bauch hin- und herbewegte. Nach 20 Minuten spritzte die Schwester mir ein Kontrastmittel und nach weiteren zehn Minuten durfte ich wieder gehen. Für zu Hause bekam ich den Auftrag, zwölf Stunden lang Urin zu sammeln und verschiedene Abstriche (Achsel, Nase, Mundspülung) zu machen und Dienstag mitzubringen.

Am nächsten Tag war meine Vene freigiebiger, so dass für Mittwoch nur zwei Röhrchen leer blieben. Danach wurde mein Knochenmark punktiert und ein Knochenstückchen aus dem Beckenkamm gebrochen. Obwohl ich auf das Dormicum verzichtet hatte, war es die entspannteste und unkomplizierteste Punktion, die ich bisher hinter mich gebracht hatte. Die lokale Betäubung wirkte einfach phantastisch, und die Ärztin stach überhaupt nicht daneben.

Während der Zeit, die ich nach der Punktion auf einem Sandsack unter der Einstichstelle im Bett verbringen musste (etwa eine Stunde), kam Roland ins Zimmer und erzählte von Melanie, die nun ihre zweite Transplantation hinter sich gebracht hatte und doch wieder auf der Transplantationsstation liegt. Dieses Mal ist es zwar kein Krebs, der ihren Körper befallen hat, aber ein aggressiver Pilz, der sich in ihrer Lunge und in ihrem Gehirn ausbreitet. Ob sie das überleben wird, ist ungewiss... Auch wenn ich diese Geschichte nicht auf mich und meinen Krankheitsverlauf beziehe, macht sie mich sehr traurig und auch ein bisschen wütend. Ich habe Roland, Melanie und ihre Kinder während des letzten Jahres so lieb gewonnen.

Der Mittwoch begann mit einem gynäkologischen Rundum-Check, was angesichts meiner durch die Chemo gestressten Schleimhäute ziemlich unangenehm war. Es folgte eine Herzuntersuchung, für die man mir ein nukleares Mittel spritzte, das sich an die roten Blutkörperchen hängt und sie damit sichtbar werden lässt. Mit einer Art Ultraschall wurde dann sichtbar, wie Blut in mein Herz rein- und wieder rausströmt. Ich musste noch ein bisschen Fahrrad fahren, um die Veränderungen bei Belastung sichtbar zu machen, dann weiter zum ganz normalen EKG und schließlich zu einem 45-minütigen Lungenfunktionstest, der mit Fahrrad fahren und einer schwer keuchenden Meike endete.

Höhepunkt des Tages war die abendliche „Pop-Stars"-Sendung. Ein Bekannter von mir hat sich da beworben. Das war schon ziemlich abgefahren, ihn im Fernsehen rumspringen zu sehen.

Donnerstag kam die Strahlenplanung. Ich rechnete damit, mit Edding bemalt zu werden, aber ich musste nur Fragen zum bisherigen Krankheitsverlauf, den Bestrahlungen in Leipzig und eventuellen körperlichen Einschränkungen durch die Chemo beantworten. Es folgte ein weiteres Aufklärungsgespräch, und ich musste eine Einverständniserklärung unterschreiben. Obwohl ich nichts Neues oder Überraschendes erfuhr und sowieso keine Alternative habe – ein wenig mulmig ist mir doch geworden. Über die langfristigen bzw. schwerwiegenden, unter Umständen lebensbedrohlichen Folgen der Bestrahlung wurde ich aufgeklärt: Bleibende Unfruchtbarkeit, Linsentrübung (Grauer Star), akute und chronische Schädigung lebenswichtiger Organe (z.B. Lunge, Herz, Niere, Leber, Darm, Nervensystem), Entstehung von Zweittumoren...

Besonders wies mich die Ärztin noch mal auf die quasi sichere Unfruchtbarkeit hin, die mögliche Einschränkung meiner Merkfähigkeit und die erhöhte Gefahr, in zehn bis 20 Jahren Brustkrebs zu bekommen: Mammographie sollte mit Anfang dreißig für mich zur Standardvorsorge gehören.

Zurück auf der Station gab es gute Nachrichten: Die Ergebnisse der Punktion zeigten keine neue Krebszellen in meinem Knochenmark, ich bin nach wie vor in kompletter Remission. Es folgte die Abgabe erster Anziehsachen und Bücher zum Sterilisieren. Meinen Stoffelefanten Charly darf ich nicht zum Kuscheln mitnehmen. Seit 15 Jahren ist er mein ständiger Begleiter. Ohne ihn war ich noch nie länger als eine Nacht, weder im Krankenhaus, noch im Kosovo, noch bei Wochenenden in Köln, Berlin oder Leipzig. Die einzige Möglichkeit, ihn mit ins Zimmer zu nehmen, wäre eingeschweißt in Plastik, um ihn auf meiner Fensterbank sitzen zu lassen. Das möchte ich mir und Charly nicht antun. Ich werde wohl ein sehr intensives Verhältnis zu meinem Krankenhauskopfkissen entwickeln müssen...

Heute wurde mir über den Rückenmarkkanal Gehirnflüssigkeit abgenommen und drei Chemomedikamente reingespritzt. Prophylaktisch, damit sich keine Krebszellen über diesen Weg ins Gehirn begeben. Von der veränderten Zeitplanung wegen meines Spenders/meiner Spenderin erfuhr ich gegen 11 Uhr. Zunächst fand ich das ein bisschen plötzlich, ich hatte ja auch noch den ein oder anderen Plan fürs Wochenende. Stattdessen nun Abschied von der freien Beweglichkeit, der Schminke, dem Nagellack, dem Schmuck, den Perücken, dem Glas Rotwein am Abend, den körperlichen Kontakten, der Dusche (auf der Station werde ich eine Sitzbadewanne haben), gutem Essen, eigenem Kochen und meinem Stoffelefanten Charly. Andererseits bin ich irgendwie auch erleichtert, dass es nun losgeht.

Zuversicht und Angst, Freude und Traurigkeit, Gelassenheit und Ungeduld wechseln sich ab. Die guten Gefühle behalten die Oberhand, eine gewisse, ständige Anspannung ist aber nicht zu verleugnen. Eigentlich habe ich viel weniger Angst vor der Transplantation als vor der Isolation. Nicht berührt werden zu dürfen bzw. nur von behandschuhten Händen... Auch diese Zeit wird vorbeigehen. Und mit eurer Unterstützung natürlich erst recht.

Alles Liebe, eure Meike

4
Montag
Tagebuch
Uniklinik
Essen

Alle Voraussetzungen sind sehr gut. Seit Samstag bin ich auf der Knochenmark-Transplantationstation. Melanie ist am Wochenende gestorben. Komisches Gefühl. Ich bin nur wenig traurig, weil ich damit gerechnet habe, und weil ich plötzlich so weit weg bin von allen und allem. Ich darf mein Zimmer nur verlassen, um mich bestrahlen zu lassen. Ich fühle gar nichts bei diesem Gedanken, als hätte ich mich völlig getrennt von Angst, Mitgefühl und Leidenschaft.

7
Donnerstag
Tagebuch
Uniklinik
Essen

Ich bin sehr müde von Bestrahlung, Besuch, Anrufen und E-Mails. Morgen werde ich zum letzten Mal bestrahlt. Abends kommt dann das Transplantat. Ich bin gar nicht ängstlich, sondern sehr ruhig und zuversichtlich. Das wird sicher alles gut.

8
Freitag
Tagebuch
Uniklinik
Essen

Eben habe ich Melanies Todesanzeige bekommen. Sie schreibt, dass nichts sie von Gott trennen kann. Das gefällt mir, das empfinde ich auch so. Sie schreibt aber auch, dass seine Gnade und Liebe sie jeden Tag, den sie lebt, begleiten, und dass sie, wenn sie stirbt, das Ziel erreicht hat. Ziel? Schwierig. Ich bin mir Gottes Gnade und Liebe gewiss, auch über den Tod hinaus. Aber den Tod als Ziel zu sehen, stößt mir bitter auf. Mein Ziel ist Leben, mit und durch Gott, in Liebe und Gnade, als Hoffnungsträgerin und Licht, lebendige Flamme und glücklicher Mensch. Mit Fehlern und Makeln und doch angenommen.

„Man kann seinem Leben nicht mehr Zeit hinzufügen, aber seiner Zeit mehr Leben.“

Melanie Götz

8
Freitag
Rundmail
Uniklinik
Essen

Es ist 12.49 Uhr. Die letzte Ganzkörperbestrahlung liegt hinter mir, ich hänge am EKG und bekomme Infusionen, die mein eigenes Immunsystem runterdrücken, damit das Transplantat gut angenommen und nicht abgestoßen wird. Die Ärzte sagen, alles läuft bestens. Richtig müde würde ich sicher erst morgen werden, wenn die Anspannung abfällt. Ich fühle mich sehr zuversichtlich und bin total sicher, alles gut zu überstehen, trotzdem wäre es gelogen zu sagen, ich sei nicht aufgeregt. Irgendwie wird mir ein zweites (bzw. drittes) Mal mein Leben geschenkt. Wenn alles gut geht, können wir bald einen weiteren Feiertag in mein Leben aufnehmen. Ich kann euch gar nicht sagen, wie sehr ich mich darauf freue gesund zu werden...

Wann genau die Infusion angehängt werden kann, ist nach wie vor nicht klar. So ab 16 Uhr kann ich damit rechnen, dass die Stammzellen meines Spenders/meiner Spenderin hier eintreffen, es kann aber auch erst um 18 Uhr so weit sein, oder noch später. Ich hoffe, morgen zwischendurch für ein erstes Update fit genug zu sein.

Gut zu wissen, dass ihr bei mir seid. Gut, Gott zu spüren und aufgehoben zu sein in Liebe, Geborgenheit und Vertrauen. Es wird bestimmt alles gut gehen.

Küsse und Grüße, Umarmungen und Händedrücken, eure Meike

10
Sonntag
Rundmail Uniklinik Essen

Es ist kurz vor zehn, ich habe gefrühstückt, mich gewogen und meine Temperatur gemessen, Blut abgenommen bekommen und warte nun, dass mein Pfleger mit seinen anderen Patienten fertig wird, um die allmorgendliche Bade-, Eincreme- und Umziehprodzedur hinter mich zu bringen. Vor meinem Fenster zum Flur stehen zwei schöne Sonnenblumen. Gemeinsam mit den morgendlichen Sonnenstrahlen bringen sie mich zu einem sehr glücklichen und zufriedenen Lächeln, mir geht es gut!

Aber der Reihe nach:
Seit Freitagabend (es wurde 19.30 Uhr, bis der Beutel endlich hing und in mich hineinlief) agieren also fremde Stammzellen in meinem Körper... Ein kleines euphorisches *„Willkommen, Bienvenue, Wel-*

come" habe ich für sie geschmettert, als die letzten Tropfen der Infusion in mir waren. Dann habe ich erstmal geschlafen. Laut Ärzten läuft alles völlig normal und prima. Keine größeren Beschwerden. Das, was in meinem Körper passiert, äußert sich in einer bleiernen Müdigkeit. Die Anspannung ist von mir abgefallen. Ich spüre in Nacken, Schultern, Armen und Beinen, wie verkrampft ich gewesen sein muss. Es gibt kaum eine Stelle meines Körpers, die mir nicht bedeutet, mich möglichst wenig und bedächtig zu bewegen.

Wahrscheinlich bilde ich es mir ein, aber ich meine, einen ganz anderen Fluss in meinen Adern, Venen und überhaupt in meinem Körper zu spüren. Da sind Blutzellen, die aneinander geraten und ringen, gegen die Wände der Blutgefäße prallen und sich zu orientieren versuchen.

Durch das Cortison habe ich erste Wassereinlagerungen. Abgesehen vom Mondgesicht und einem gewissen dumpfen Gefühl in meinen Gelenken, äußert sich das in einer leichten Einschränkung meiner Koordinationsfähigkeit. Ich bin ein wenig wackelig und zitterig, habe das Gefühl, das Gleichgewicht in meinem Körper sei ein wenig durcheinander geraten. Hautschmerzen, also Spannungsgefühle und Druckempfindlichkeit, habe ich auch, aber die helfen wenigstens, das Berührungsdefizit auszuhalten.

Außerdem bekomme ich Immunsuppressiva, das sind Medikamente, die dafür sorgen sollen, dass mein eigener Körper genug geschwächt ist, nicht zu sehr gegen das neue Knochenmark zu kämpfen. Die große Aufgabe der nächsten Tage ist, genau darauf zu achten, dass ich schwach genug bin, damit die neuen Zellen eine Chance haben sich festzusetzen, und mich gleichzeitig fit genug zu halten, damit ich keine gefährlichen Infekte bekomme.

Zum Glück weiß ich ja, dass ich jederzeit nach Schmerzmitteln schreien darf, wenn der Mund anfängt sich aufzulösen. Überhaupt habe ich das Gefühl, in allem, was ich berichte und anführe, ernst genommen zu werden. Die Souveränität und Selbstverständlichkeit, mit der alle mit mir und meiner Krankheit umgehen, ist beruhigend und lässt hoffen. Es tut gut zu spüren, zu lesen und zu hören, wie sehr ihr an mich denkt, für mich betet und mich zum Teil eures Alltags werden lasst...

Liebe Grüße, Meike

10
Sonntag
Tagebuch Uniklinik Essen

Carsten, den ich schon so lange kenne und der mir jetzt ganz wichtig geworden ist, hatte heute seine Probepredigt in Düsseldorf. Er erzählte, er habe mich in seiner Predigt erwähnt als Beispiel dafür, dass die Schwachen und Starken nicht immer die sind, die sie zu sein scheinen. Der Mensch, der ihm in den letzten Wochen am meisten geistigen und geistlichen Beistand (und damit auch Stärke) gegeben hat, bin nämlich ich. Die Freude über dieses Für-ihn-da-und-stark-sein kann ich kaum ausdrücken.

P.S. Spaghetti mit Tomatensoße wären jetzt großartig.

14
Donnerstag
Rundmail Uniklinik Essen

Tag 6 nach der Transplantation. Nun habe ich euch schon ziemlich lange nicht geschrieben, es passiert nicht so viel Aufregendes, alles läuft nach Plan.

Ich bin ganz unten im Zelltief, bekomme Antibiotika und Immunsuppressiva, damit mein Körper nicht die Kraft hat, sich dem Transplantat entgegenzusetzen. Die Tage verlaufen schnell. Irgendwie bleibt zwischen dem morgendlichen Badezimmer-Marathon, dem häufigen Temperaturmessen und Wiegen, dem Telefonieren, der Visite, Krankengymnastik, den Besuchen und SMS gar nicht genug Zeit sich zu langweilen. Wenn tatsächlich mal länger als eine halbe Stunde Leerlauf ist, träume ich von leckerem Essen, mehr Kraft und Beweglichkeit.

Die ein oder andere Nebenwirkung hat mich natürlich doch ereilt: Meine Mundschleimhaut ist kaputt. Wenn ich mich schnäuze, ist immer Blut im Taschentuch. Mein Magen macht Schwierigkeiten, deswegen werde ich künstlich ernährt. Ich bin sehr blass und mag mich gar nicht im Spiegel anschauen. Aber richtig schlecht ging es mir eigentlich nur gestern, da hatte ich richtige Krämpfe und starke Magenschmerzen, aber zum Glück muss man sich wirklich nicht zusammenreißen, Schmerzmittel bekommt man ohne große Diskussionen. Überhaupt sind hier alle sehr nett und lieb, ich fühle mich gut aufgehoben und versorgt.

Liebe Grüße und feste Umarmung...
Schön, dass es euch gibt! Meike

17

SONNTAG
Rundmail Uniklinik Essen

Tag 10 nach der Transplantation war, wie die letzten Tage generell, ein sehr schöner Tag. Mit lieben Besuchen und Anrufen haben die Stunden keine Chance, mir zu lang zu werden. Schön ist es, immer wieder zu hören und zu spüren, dass ich etwas von dem zurückgeben kann, was ihr mir gebt.

Nach wie vor fällt mir das Schlucken und Essen sehr schwer: Mund und Hals, aber auch Magen gönnen mir keine absolute Schmerzlosigkeit. Trotzdem werde ich mich gleich mal an eine zermatschte Banane und ein bisschen Weißbrot machen. Der Magen stellt sich zu schnell auf Schonung ein, wenn man ihn nicht ein bisschen belastet, hat die Ärztin gesagt.

Ich hoffe, euch geht's auch gut. Ich wünsche mir ein breites freundliches Lächeln in euren Gesichtern.

Liebe Grüße, eure Meike

19
Dienstag
Tagebuch Uniklinik Essen

Dich

Dich nicht näher denken
und dich nicht weiter denken
dich denken wo du bist
weil du dort wirklich bist

Dich nicht älter denken
und dich nicht jünger denken
nicht größer nicht kleiner
nicht hitziger und nicht kälter

Dich denken und mich nach dir sehnen
dich sehen wollen
und dich liebhaben
so wie du wirklich bist

Erich Fried

Arbeite, als bräuchtest du kein Geld
Liebe, als wärst du nie verletzt worden
Tanze, als würde keiner hinschauen
Singe, als würde keiner zuhören
Lebe, als wäre das Paradies auf Erden! *(unbekannt)*

Wenn aus Seifenblasen Träume werden, sieht man ihr Licht im Dunkeln.

21
Donnerstag
Rundmail Uniklinik Essen

Es geht mir heute sehr gut. Mund und Kehlkopf tun sehr viel weniger weh. Meine Leukozyten sind stark angestiegen, und ich hatte letzte Nacht nur schöne und friedliche Träume. Gestern habe ich auf die Gabe von Thrombozyten sehr heftig reagiert, bin am ganzen Körper krebsrot geworden, hatte Hitze- und Kälte-Schübe, alles hat fürchterlich gejuckt. 200 Gramm Cortison wurden gespritzt, nach endlosen 45 Minuten ließen die Reaktionen deutlich nach. Da ich heute immer noch sehr rote Haut habe, vermuten die Ärzte eine „leichte Abwehrreaktion" des neuen Knochenmarks gegen die alten Restzellen. Das wäre insofern prima, weil die Rückfallwahrscheinlichkeit durch eine derartige Reaktion sinkt (statistisch). Aber hundertprozentig sicher ist das natürlich nicht.

Also brauche ich weiterhin dringend eure Anrufe, Mails und Besuche, um vor Anspannung nicht durchzudrehen... Über jegliche neue Erkenntnisse werdet ihr natürlich sofort informiert!

Gruß und Kuss, Meike

24
Sonntag
Tagebuch
Uniklinik
Essen

Ich bin sehr glücklich.

Niemals wird dir ein Wunsch gegeben, ohne dass dir auch die Kraft verliehen würde, ihn zu verwirklichen. (Ein Zitat, das ein Freund rumgeschickt hat.) Im Moment kann ich daran glauben.

25
Montag
Tagebuch
Uniklinik
Essen

Seit drei Tagen geht es mir mehr oder weniger beschissen. Ich kann kaum essen und trinken, habe Magenkrämpfe und kriege scheinbar meine Blutung, trotz der Hormontherapie. Das Schlimmste ist aber, dass ich mich ganz kraft- und freudlos fühle. Eine ganz typische Nebenwirkung der Therapie, meinen die Ärzte, für niemanden besorgniserregend, für mich fast unerträglich. Meine Bettwäsche stinkt nach Desinfektionsmitteln und nach Plastik. Sie ist gummiumhüllt wegen Staub und Federn.

Ich bin immer müde. Ich will nach Hause.

26
Dienstag
Rundmail
Uniklinik
Essen

Die Wände meines Zimmers sind durchlässig für Liebe, Zuwendung, Nähe und Hilfe. Die Tage werden mir nicht lang und zäh, dafür danke ich euch. Mir geht's alles in allem sehr gut. Ich fühle mich gut aufgehoben, bin fast schmerzfrei und zuversichtlich, was die vor mir liegende Zeit angeht. Der Hautausschlag weicht immer mehr, der Juckreiz lässt sich durch eine Salbe im Griff halten. Meine Schultern tun nicht wirklich weh, sind aber nach wie vor nicht wirklich gut. Mein Körper lagert mal mehr, mal weniger Wasser ein. Mein Körpergefühl geht Richtung Kröte oder zumindest Frosch. Müde bin ich auch oft.

Mein Lieblingspfleger hatte heute bei mir den Frühdienst, wir haben nach Definitionen von Glück gesucht. Eine war: frei von Ängsten sein. Demnach bin ich gerade sehr glücklich. Die konkrete Angst und Bedrohung meiner Situation ist nicht größer als mein generelles Wissen um menschliche Sterblichkeit. Natürlich ändert sich so etwas auch wieder, aber eventuell ist es ein weiterer Weg zum Glück, da nicht groß drüber nachzudenken, sondern den augenblicklichen Zustand zu genießen?

Seid gedrückt und geküsst! Meike

29
Freitag
Rundmail Uniklinik Essen

Endspurt.
Wenn alles so weiter geht wie bisher, werde ich Ende nächster, Anfang übernächster Woche entlassen. Meine Zellen steigen weiter, sie sind alle auf der Hälfte des Standes, den sie am Ende erreicht haben müssen. Das ist zum jetzigen Zeitpunkt vielversprechend. Ich habe keine schlimmen Schmerzen und hoffe, dass die Zeit nicht aufhört, so schnell zu fließen.

Nach wie vor träume ich viel Blödsinn, bin ständig müde und finde kaum Ruhe und Konzentration zum Tagebuch Schreiben oder gar Bücher Lesen. Dafür bin ich jetzt wieder voll informiert über Qualitätssendungen wie *„Verbotene Liebe“* und *„Marienhof“*, *„Sex and the City“* und *„Pop Stars“*.

Und ich kann euch gar nicht sagen, wie sehr mir normales Essen fehlt...

Seid umarmt, eure Meike

3

MITTWOCH
Rundmail
Uniklinik
Essen

Kein wirklich guter Tag.

Seit heute Morgen habe ich das Gefühl, dass mir etwas alle Kraft aus dem Körper gezogen hat. Ich bin so müde, habe keinen Appetit, aber bei neun Tabletten am Morgen, zwei am Mittag und neun am Abend geht es ohne Essen nicht. Ich bin zitterig und bekomme Hitzewallungen. Ich habe keine Lust mehr. Dabei ist ein erstes Ende ja nun wirklich in Sichtweite.

Der Plan für die nächsten Tage ist abzuwarten, ob mein Zustand sich verschlechtert, was den Beginn einer Cortisontherapie zur Folge hätte, oder ob ich mich von selbst durch Schlaf und Entspannung erhole. Da ich letzte Nacht mehr Flüssigkeit ausgeschieden als zu mir genommen habe, könnten meine Beschwerden auch daher kommen. Eventuell ist mein Körper aber auch völlig fertig von der bisher prächtigen neuen Blutproduktion und braucht Ruhe... Zum Glück bin ich ja unter Rundum-Kontrolle, so dass es kaum wirklich dramatisch werden kann.

Es ist geplant, mich ab Freitag nicht sterilen Joghurt essen zu lassen, mich noch mal zu punktieren, mich von Infusionen komplett auf Tabletten umzustellen, mir statt steriler, keimarme Kost zu geben und mich dann frühestens Mittwoch, eher Donnerstag oder Freitag zu entlassen. Ich kann es kaum mehr erwarten!

5

FREITAG
Rundmail
Uniklinik
Essen

Mir geht's besser, auch wenn ich mich selbst immer mal wieder daran erinnern muss. Das Frühstück und die reingequälten Tabletten habe ich sofort wieder ausgespuckt.

Heute Morgen hatte ich ein längeres Gespräch mit meiner Ärztin. Mich reibt es auf, ständig veränderte und neue Ansagen zu bekommen. Mich betreuen drei Ärzte gleichzeitig, sie erzählen mir offensichtlich immer das, was sie gerade denken, um sich dann im Nachgespräch wieder anders zu entscheiden. Ich warte auf die geplanten Maßnahmen, wie zum Beispiel den nicht sterilen Joghurt und kriege doch keinen Joghurt. Natürlich bleibe ich lieber acht Tage länger hier, als zu Hause in Schwierigkeiten zu kommen. Der Kampfgeist ist zurück, die Fröhlichkeit zwar gedämpft, aber auf dem Weg... Ich danke euch für all die netten, verständnisvollen, aufmunternden und aufbauenden Mails!

7
Sonntag
Rundmail
Uniklinik
Essen

Gestern war mir absolut elend: Magenkrämpfe, Appetitlosigkeit und starke Müdigkeit. Ich bekam Schmerzmittel und Buscopan gegen Krämpfe. Heute war ich absolut müde und kraftlos, zwischendurch überschwemmten mich Hitze- und Kältewellen. Das Fieberthermometer zeigte 39,1 Grad. Ich bin froh, noch hier zu sein und nicht schon zu Hause, wie ursprünglich mal erhofft. Letztlich ist ja doch jeder Tag länger hier ein Tag weniger mit hohem Risiko zu Hause.

Liebe Grüße, Meike

11
Donnerstag
Rundmail
Uniklinik
Essen

Verzeiht die Kürze, aber in meiner rechten Hand liegt eine Braunüle, das macht mir das Schreiben schwer... Ich werde morgen punktiert und darf Samstag nach Hause!

Ich freue mich sehr!!!

15
Montag
Rundmail
zu Hause

Am Samstag bin ich tatsächlich entlassen worden. Ich fühlte mich zwar noch sehr schlapp und müde (zumal ich ja am Freitag punktiert worden bin, was dank einer ordentlichen Portion Dormicum gar nicht schlimm war), aber gut gelaunt und zuversichtlich. Ich habe dann Spaghetti gegessen, massenweise Wasser getrunken, abends Kartoffelauflauf und Lachs, die Tabletten blieben auch alle drin. Bis dann in der Nacht erst das große Sodbrennen und dann das große Kotzen kamen.

Sonntagmorgen war es besser, doch ab Mittag spuckte ich alles, egal ob Tee, Wasser oder Toast, sofort wieder aus. Also riefen wir in Essen an und machten uns auf den Weg in die Klinik.

Ich war gar nicht deprimiert. So schlecht wie mir war, hielt ich das Krankenhaus für den besseren Aufenthaltsort. Ich bekam Wässerung, Mittel gegen die Übelkeit und Antibiotika über die Vene. Heute Morgen wurde ich wieder entlassen: mit einem etwas veränderten Tablettenplan, stärkeren Mitteln gegen Übelkeit und dem Rat, mit dem Essen ein wenig zurückhaltender zu sein.

Hundertprozentig auf der Höhe fühle ich mich nach wie vor nicht, aber durchaus bereit, Besuch zu empfangen und/oder angerufen zu werden...Wer also nicht erkältet ist und Lust hat mich zu sehen, darf sich ab morgen gerne bei mir melden!

Viele haben gefragt, ob es jetzt nicht eine Feier geben müsste. Aber ich bin noch lange durch Essensvorschriften, Tabletten und Blutkontrollen sehr eingeschränkt. Standard ist, dass man etwa ein Jahr nach der Transplantation wieder ein gut funktionierendes Immunsystem hat. Bis dahin werde ich in kleinen Schritten versuchen, mir einen Alltag aufzubauen. Mit Kunsttherapie, Physiotherapie, Gesangsunterricht, Griechisch-Stunden und ähnlichem – nicht alles auf einmal, sondern immer in Absprache mit meinen Ärzten und mit einem großen Ohr, das sich auf mein Inneres richtet.

Wir haben grob ins Auge gefasst, den Termin der Transplantation (also den 8. Oktober) als „3. Geburtstag“ groß zu feiern. Der „2. Geburtstag“ ist ja der 6. Dezember, an dem sich mein Überleben der Blutvergiftung und der Hirnhautentzündung 1998 jährt.

Habt Dank für all die lieben Mails und Briefe, CDs und Karten, die Gebete, die Kerzen, die ihr für mich entzündet habt. Es wäre gut, wenn ihr noch weiter am Ball bleibt, der Weg zur Normalität ist noch weit...

Mit lieben Grüßen von zu Hause, Meike

22
Montag
Rundmail
zu Hause

Ihr Lieben!
Nun ist es eine Woche her, dass ich zum zweiten Mal entlassen und nach Hause geschickt worden bin. Mir geht es mit jedem Tag besser. Langsam weicht auch die Unsicherheit, die Tabletten bleiben alle drin, 2 1/2 Liter kann ich gut trinken, mein Magen verträgt sogar wieder Kaffee. Kalender-Malen, Lesen, Krankengymnastik, Kochen und Telefonate geben meinem Tagesablauf mehr Inhalt.

Ich bin sehr glücklich. Die Anspannung der letzten Woche im Krankenhaus entlädt sich, Zutrauen und Freude wachsen wieder. Am Wochenende hatte ich Besuch. Das geht problemlos, solange man sich nicht anfasst. Mit Körperkontakt, insbesondere Hand-Geben, soll ich mich nach wie vor zurückhalten.

Am Freitag muss ich wieder in die Tagesklinik, aber ich bin mir sicher, dass es keine negativen Nachrichten geben wird. Ich finde es schön, dass eure Anteilnahme nicht einfach verpufft – jetzt, wo die ganz heiße Zeit erst mal hinter mir liegt.

Vielen Dank! Eure Meike

27
Samstag
Tagebuch
zu Hause

So ein schöner Tag: ausgeschlafen, im Keller aufgeräumt, mit Mama *„Himmlische Joan"* (eine Fernsehserie) geguckt. Heute Abend kommt Besuch zum Essen, Mama kocht, und ich singe bei *„Aida"* laut mit, überlege mir Weihnachtsgeschenke und bin einfach glücklich....

Am 12./13. Dezember bin ich Gast in der Talkshow von Jürgen Fliege in München (Tante Elke fährt mit), am 16./17. Dezember bin ich zur José-Carreras-Gala in Leipzig eingeladen (mit Papa).

Morgen ist der erste Advent und ich bin so, so, so glücklich über mein Leben, dem ich wieder zu vertrauen beginne.

28
SONNTAG
Rundmail
zu Hause

Wir sagen euch an den lieben Advent, sehet, die erste Kerze brennt...

Singend bin ich heute aufgestanden. Ich liebe die Vorweihnachtszeit. All die Kerzen, die Weihnachtslieder, die Gedanken um besonders schöne Geschenke, Plätzchen backen und Karten schreiben. Besonders schön ist für mich, zurzeit keiner anderen Verpflichtung nachgehen zu müssen als mich darum zu kümmern, dass es mir gut geht, und mich an meine Tagesklinik- und Krankengymnastik-Termine zu halten. So kann ich die Zeit des Wartens gut füllen mit Kalender-Malen, Besuchen und Basteleien. Heute habe ich allerdings nichts davon gemacht. Nur den Sonntag genossen. Ich habe gelesen und Fernsehen geguckt, Kaffee getrunken und telefoniert.

Nach wie vor habe ich keine größeren Beschwerden. Meine Hände sind zwar noch sehr zitterig, aber mein Magen hat sich voll erholt und die allgemeinen Kräfte wachsen wieder. Meine gute Laune erweist sich als standhaft, wenn auch hin und wieder ein kleiner Zweifel aufbricht: Bin ich wirklich auf dem Weg, ganz gesund zu werden? Läuft nicht alles ein bisschen zu gut? Dann fühle und horche ich in mich hinein und spüre Leben, voll Freude und Vertrauen, Leben, das ich so sehr liebe.

Unser Gemeindepfarrer kam heute mit den Blechbläsern. Sie spielten zwei Lieder vor unserer Tür. Das war wunderschön. Lasst euch verzaubern vom Advent und aus der heiligen keine eilige Zeit werden! Und kommt mich besuchen!

Liebe Grüße, Meike

28
SONNTAG
Tagebuch
zu Hause

Plötzliche Angst überkommt mich – was, wenn ich nicht geheilt bin? Noch mal transplantieren? Oder aufgeben? Ich habe schreckliche Angst vor der nächsten Knochenmarkpunktion. Ich bin gesund – ich bin gesund – ich muss jetzt doch einfach gesund sein! Mein Mantra – wann wirkt es wieder?

28.11.04

Plötzliche Angst überkommt mich – was, wenn ich nicht geheilt bin? Nochmal transplantieren? Oder aufgeben? Habe schreckliche Angst vor nächster KMP (wann wird sie sein?)

Ich bin gesund – ich bin gesund – ich muss jetzt doch einfach gesund sein! Mein Mantra – wann wirkt es wieder?

4

Samstag
Rundmail zu Hause

Und schon wieder ist eine Woche fast vorbei... Morgen ist der zweite Advent, Montag Nikolaus, die Zeit geht sehr schnell vorbei. Nach wie vor fühle ich mich mit jedem Tag belastbarer. Allerdings habe ich gestern Nacht, nachdem ich auf der Toilette war, im dunklen Zimmer die Orientierung verloren. Da, wo ich das Bett vermutete, waren nur Fliesen. Mit einem lauten Knall landete ich auf dem Boden. Genug Krach, um Mama zu wecken...

Heute morgen das übliche Programm: Duschen, Cremen, Tabletten mit Joghurt, zwischendurch die Adventskalender stürmen und Frühstücken. Dann sind wir zum ersten Mal seit langer Zeit nach Moers gefahren. Papa und ich besorgten einen neuen Videorecorder, Mama ging Nikolausgeschenke kaufen. Wir trafen uns im Café wieder. Für Weihnachtsmarkt und Bummeln war es uns zu kalt.

Es war schön, sich mal wieder „draußen" zu bewegen, wenn ich auch in den Geschäften einen Mundschutz tragen muss. Das hat eine Verkäuferin dazu bewegt, mir einen Schutzengel billiger zu verkaufen. Den werde ich nun nicht verschenken, sondern für mich behalten.

Ich wünsche euch weiterhin einen gesegneten Advent und viel Zeit zum Genießen von Plätzchen, Kerzenschein, Weihnachtsdüften und Vorfreude...

Liebe Grüße, eure Meike

5

Sonntag
Ein Brief an Mama und Papa

Ich genieße die Stimmung der Adventszeit sehr, empfinde sie als friedlich und schön und freue mich, zu Hause zu sein. Es ist seit drei Jahren das erste Mal: Der Kosovo, Leipzig und das Krankenhaus hatten ihre ganz eigenen Adventszeiten – alle ohne Kranz, Plätzchen und auch alle ohne das Maß an Geborgenheit, das mich hier umgibt.

Ich freue mich über meine zurückkehrenden Kräfte, das Vertrauen, das in mir wächst (und sich nur noch selten durch Zweifel, ob es das nun wirklich war, ob ich nun wirklich gesund bin, vom Krebs geheilt, stören lässt), und die Liebe, die ich zu dieser Welt und ihren Menschen verspüre. Besonders zu euch.

Der Begriff „Eltern“ wird absolut gesprengt durch das, was ihr mir in den letzten eindreiviertel Jahren wart: Vertraute, Freunde, Stütze, Hoffung, Begleiter... Ihr habt mich getragen und aufgerichtet, ohne mich einzuschränken, ohne mir die Gelegenheit zu nehmen, zu mir zu finden. Und ich kann nun spüren, wie mir neue Flügel wachsen.

Danke! Eure Meike

12
Sonntag
Tagebuch
München

Jeden Tag geht es besser... Ich sitze in einem Hotel. Nach acht Stunden Fahrt (mit anderthalb Stunden Pause) sind Elke und ich gut angekommen. Ich bin aufgeregt: Morgen wird die Fliege-Sendung für den 16. Dezember (vor der Carreras-Gala) aufgezeichnet und ich bin Gast! Ein bisschen habe ich Angst – werde ich klare und deutliche Antworten geben? Mich nicht verquasseln?

Worum wird es gehen?
- Um meine Krankheitsgeschichte,
- meinen Glauben,
- die Knochenmarktransplantation.

14
Dienstag
Rundmail
zu Hause

Ihr Lieben!
Nach wie vor geht es mir sehr gut: Ich habe von meinem Arzt in der Tagesklinik das Okay bekommen, sowohl zu Fliege in die Talkshow als auch zur José-Carreras-Gala in Leipzig zu gehen. Dort habe ich einen Auftritt gemeinsam mit Jürgen Fliege. Ihr könnt euch gar nicht vorstellen, wie aufgeregt ich bin. Neben den normalen Fragen (was ziehe ich an? Kopftuch, eigene Haarstoppeln, Perücke?) muss ich es irgendwie hinkriegen, mich fern genug von allen Menschen zu halten,

dabei möchte ich doch so gerne Udo Jürgens mal anfassen! Außerdem muss ich abwägen, wann der Mundschutz zu tragen ist und wann es ohne geht. Irgendwann muss ich ja auch mal was trinken. Und wenn mir irgendwas Blödes passiert? Wenn ich hinfalle, stottere, die Sätze verdrehe, nicht mehr weiß, was ich eigentlich sagen will? Ich hoffe, dass viele von euch vorm Fernseher sitzen werden und mir die Daumen drücken, damit ich souverän und sympathisch über die Bühne schreite.

Mit lieben Grüßen, eure Meike

19

Sonntag
Ergänzung von Nikolaus Schneider

Meike freut sich sehr auf die Carreras-Gala, bei der sie mit José Carreras und Axel Bulthaupt, dem Moderator, auf der großen Bühne sprechen soll. Am 16. Dezember ist es soweit: Wir fahren mit dem Auto nach Leipzig. Meike ist voller Erwartungen und malt sich im Geiste aus, wie ihr Auftritt abläuft. Wie immer ist sie begeistert und begeisternd, voller Energie und gleichzeitig sehr ernst und reflektiert in dem, was sie denkt und sagt.

Meike ist erst seit fünf Wochen aus dem Krankenhaus raus. So legen wir im Hotel gleich neben dem Messegelände erst einmal eine Pause ein. Im Verlauf des Nachmittags besuchen Studienfreunde aus Leipzig Meike. Ihr Auftritt bei *„Fliege“* wird am Nachmittag ausgestrahlt.

Am Abend bringt uns der Shuttle-Service in die Messehalle. *„Haupteingang oder Bühneneingang?“*, fragt der Fahrer. Natürlich Bühneneingang – Meike soll schließlich auf der Bühne auftreten! Wir werden freundlich aufgenommen und tauchen in die Geschäftigkeit all der Vorbereitungen vor der Ausstrahlung der Gala ein. Die Damen in der Maske sind sehr freundlich. Inmitten der Künstlerinnen wird Meikes Gesicht für die Fernsehkameras zurechtgemacht.

Danach stärken wir uns und genießen die Atmosphäre hinter der Bühne. Eine Erkundung der Orte folgt: Wo soll Meike wann sein? Wie sieht die Treppe aus, die sie hinuntergehen soll? Wo sitzen wir im Zuschauerraum? Alles ist gut vorbereitet. Bei der Kennzeichnung der für uns reservierten Plätze wird mir die Rangordnung des Abends deutlich. Auf den Zetteln heißt es: „Meike“ und „Meikes Papa“. Das erlebe ich zum ersten Mal – und genieße es. Ich bin richtig stolz auf diese wunderbare Tochter. Hinter der Bühne treffen wir Jürgen Fliege. Meike und er treten gemeinsam auf. Er bittet sie, den überdimensionalen Scheck zu tragen, denn schließlich hat ihr Auftritt in seiner Sendung mit dazu beigetragen, dass fast 500 000 Euro für die Carreras-Stiftung gesammelt werden konnten.

Meike und ich sitzen zunächst im Publikum. So richtig genießen kann Meike die Show nicht. Hibbelig und angespannt wartet sie auf ihren Auftritt. Dann ist es endlich soweit. Meike wird hinter die Bühne gebracht. Fliege und Meike kommen zusammen die Treppe zur Bühne hinunter. Er trägt den Scheck – Meike erzählt mir nachher, dass sie es auf keinen Fall riskieren wollte, auf den Treppen zu stolpern.

Das Gespräch mit ihr ist kurz. Aber Meike ist wie immer: geistesgegenwärtig, klar und mit großer Ausstrahlung – einfach super! Als sie wieder neben mir sitzt, erzählt sie, dass José Carreras ihr noch gesagt hatte: *„I see it in your eyes, you will not die on leukemia“ („Ich sehe es an deinen Augen, du wirst nicht an Leukämie sterben.“).* Und wie ihre Augen strahlen! Eine Assistentin hatte hinter der Bühne ein Foto von ihr gemeinsam mit Udo Jürgens gemacht!

Nach dem Ende der Show soll es zur ‚After-Show-Party‘ gehen. Das erweist sich zunächst als unmöglich, weil uns die Armbändchen fehlen, die zum Eintritt berechtigen. Die hätten am Haupteingang bereitgelegen. Von wegen Künstler und Bühneneingang! Ein rettender Engel wird herbeitelefoniert.

Wieder zu Hause ist Meike ganz erfüllt vom Gala-Abend. Aller Besuch wird beigeistert informiert, auch die restliche Familie ist ganz neugierig. Videoaufnahmen informieren authentisch über Meikes Auftritt.

22
Mittwoch
Rundmail
zu Hause

Der letzte Kalender ist fertig gemalt, alle Geschenke sind verpackt. Endlich wende ich mich denen zu, die ich so sträflich mit Post vernachlässigt habe.

Also, die Fernsehauftritte haben mir großen Spaß gemacht. Leider ist es mir nicht gelungen, den neuen Videorecorder richtig zu programmieren, daher habe ich die Fliege-Sendung nicht auf Band. Irgendjemand von euch? Kopie möglich?

Am Samstag hat es netten Besuch von meiner Schwester und ihrem Mitbewohner gegeben, Sonntag sind Freunde zum Tee gekommen und Kilimanns, die einen Fernsehfilm über mich drehen. Zum Abschluss des Abends haben wir Pizza gegessen. Das war offenbar keine gute Idee. Ich hatte extra „Margerita“ bestellt, hatte aber nicht bedacht, dass sie – gerade weil nichts anderes drauf ist – ziemlich fettig sein würde. Die Folge war ein ständiges Kotzen in der Nacht. Auch am Montag gelang es mir nicht, irgendwas bei mir zu behalten. Wir telefonierten mit Essen und mein behandelnder Arzt sagte mir, welche Tabletten ich nehmen muss, und segnete einen Besuch beim Hausarzt ab, um mich wässern zu lassen und etwas gegen Übelkeit als Infusion zu bekommen. Danach ging es mir etwas besser, ich war nur absolut müde und schwach.

Dienstag war ich in der Tagesklinik. Mein Zustand war deutlich besser. Allerdings sind Leber- und Entzündungswerte nicht ganz in Ordnung, deswegen muss ich morgen noch mal zur Kontrolle, bevor ich die Feiertage genießen darf. Keine Sorge, es geht mir wieder gut, ich denke, es war wirklich nur die Pizza und kein fieser Virus...

Ich hoffe, ihr entschuldigt, dass ich auf so viele Mails und Anrufe noch nicht reagiert habe. Bis gestern war ich einfach total schlapp und demotiviert. Ich wünsche euch allen ein wunderbares Weihnachten, das weder stressig noch enttäuschend wird, dass ihr Seeligkeitsgeschenke bekommt und Freude schenken könnt,

seid fest umarmt von eurer Meike

25
SAMSTAG
Tagebuch
zu Hause

Warum schreibe ich eigentlich so wenig – bin ich zu träge? Habe ich Angst vor der Konkretion meiner derzeitigen Ängste oder bin ich es einfach nur leid ständig und immer über Krankheit, Krankenhaus, Zellen, Allgemeinzustand, Blut-, Leber-, Entzündungswerte und Tagesklinik zu reden. Es kommt mir manchmal so vor, dass die Krankheit sich nun einen neuen Weg gesucht hat, mich nicht loszulassen, indem sie alles ausmacht, was ich erzählen kann, was mir begegnet – manchmal in den Kombinationen Glaube und Krankheit, Sexualität und Krankheit, andere Menschen und Krankheit – Krankheit bleibt. Wann werde ich Meike sein, Meike mit der Erfahrung der Krankheit, aber einem Leben, das über sie hinausgeht?

26
SONNTAG
Ergänzung
von Nikolaus
Schneider

Weihnachten wird ein ganz besonders schönes Fest. Meike nimmt an der Christvesper in der Düsseldorfer Johanneskirche teil, in der ich predige. Die Feiertage verbringen wir mit der gesamten Familie nebst Anhang.

28
DIENSTAG
Rundmail
zu Hause

Schlechte Nachrichten...
Das Eis, auf dem ich mich bewegt habe, ist gebrochen: Mein Blutbild weist darauf hin, dass meine eigenen Zellen überlebt haben und sich wieder zusammenrotten, sie produzieren wieder. Das heißt: zurück auf Station und Chemo, dann hoffen, dass der Kampf zwischen Transplantat und Restzellen gut ausgeht. Heute bin ich punktiert worden, um genauere Werte zu haben. Der Arzt ruft heute Nachmittag an und wir klären alles Weitere...

29
MITTWOCH
Rundmail
zu Hause

Bestätigung.
Also, es hat sich leider gezeigt, dass ich schon wieder Krebszellen im Knochenmark habe. Wie viel Prozent, weiß ich nicht, und letztlich ist es mir auch egal. Donnerstag werde ich auf der Hämatologie in Essen

aufgenommen. Ich werde eine weitere Chemotherapie bekommen. Die Hoffnung ist, mit dieser Chemo die Krebszellen zu schwächen und eine erneute Abstoßungsreaktion herbeizuführen, in der das Transplantat noch mal gegen die alten Zellen kämpft und hoffentlich gewinnt...

Ich habe sehr große Angst und ganz viel Wut! Aber ich bin noch lange nicht gewillt aufzugeben. Meike

31
FREITAG
Ergänzung von Nikolaus Schneider

Am Montag, 27. Dezember, muss Meike zu einer Routinekontrolle in die Uniklinik. Sie ist schnell zurück. *„Alles okay.“* Sie soll erst am Dienstag nach Neujahr wiederkommen.

Am Nachmittag kommen Studienfreunde zu Besuch, von denen einer in Beirut studiert. Und der hat ihr eine Wasserpfeife als Weihnachtsgeschenk mitgebracht – sozusagen original Orient! Die Pfeife wird sogleich ausprobiert und funktioniert zur Zufriedenheit aller.

Dann der Anruf aus der Klinik: Meike soll zu einer Punktion wieder in die Klinik kommen. Kein *„Aber machen Sie sich keine Sorgen“*.

Meike ist tief verunsichert. Sie kann mit der dürren Information nicht leben. Meine Frau ruft in der Klinik an und erhält die Auskunft, dass bei weiteren Untersuchungen des Blutes Hinweise auf ein Rezidiv erkennbar geworden seien. Wir sind ganz bedrückt. Meike findet den besten Trost bei meiner Frau. Weinen erleichtert.

Am nächsten Morgen fahren wir in die Klinik. Wie so häufig halte ich bei der Punktion des Knochenmarks Meikes Hand. Der Arzt kann uns kaum in die Augen schauen und ist selbst ganz bedrückt. Er teilt uns mit, dass er von einem Rezidiv ausgeht, was sich im Laufe des Tages bestätigt.

Was nun? Es bestünde noch eine kleine, aber reale Chance. Eine erneute Chemo, und nach dem Zurückdrängen der Krebszellen soll

Meike keine Suppressionstherapie mehr erhalten, damit sich die Transplantat-gegen-Wirt-Reaktionen voll entfalten können. Denn dadurch werden die Krebszellen ja vernichtet. Die unvermeidlichen Nebenwirkungen – uns wird Schreckliches erzählt, aber das tritt angesichts der Katastrophennachricht Rezidiv völlig in den Hintergrund – sollen dann im Einzelnen bekämpft werden. Wir müssen darüber nicht lange nachdenken. Meike will kämpfen!

Aber sie wirkt wie ein Vogel, dem die Flügel gebrochen sind. Am nächsten Tag geht sie gemeinsam mit meiner Frau in Moers einkaufen. Den Besuch ihrer Freundin Steffi, die mit ihrem kleinen Sohn Paul zu uns kommt, genießt sie aber sehr. Paul soll am 23. Januar getauft und Meike soll Patin werden. Gegen alle Vorsichtsregeln nimmt sie den Kleinen auf den Schoß und knuddelt ihn. Sie freut sich so auf das Patenamt. Abends packt sie ihre Tasche. Wir gehen zu ‚Caruso', einem italienischen Restaurant ganz in unserer Nähe. Die Besitzer haben an Meikes Schicksal sehr Anteil genommen und einen Aufruf zur Knochenmarkspende in ihre Speisekarte gelegt. Sie sind geschockt von der Information über das Rezidiv. Wir genießen den Abend, so gut wir das können.

Am Donnerstag, 30. Dezember, verlassen wir mit Meike unser Haus. *„Hoffentlich nicht zum letzten Mal"*, geht es mir durch den Kopf. Dann die Klinikroutine: Legen des Zentralen Venenkatheders und Anlegen der Chemo.

Silvester feiern wir im Krankenhaus. Meike liegt mit Gabi, die sie im Verlauf der Therapie kennen gelernt hat und die sie sehr mag, auf einem Zimmer. Wir feiern gemeinsam. Essen wird in einem Chinarestaurant besorgt, wir haben Sekt und Wunderkerzen dabei. Beim Übergang zum Neuen Jahr singen wir gemeinsam *„Nehmt Abschied, Brüder, ungewiss ist alle Wiederkehr..."*.

Meike schreibt kein Tagebuch mehr. Meine Frau hat ein Korrespondenzheft angefangen, in dem sie Meike schreibt, und Meike ihr antwortet.

31

Freitag
Korrespondenz Anne Schneider schreibt an Meike

Am Montagabend brach es mal wieder ein, das dünne Eis, auf dem wir uns gerade wieder eingerichtet hatten mit unserem Glück und unserem Hoffen. Seit drei Tagen und drei Nächten schnürt uns – bis auf wenige Auferstehungsmomente – die Angst die Kehle zu! Lass uns gemeinsam kämpfen gegen diese Angst vor den Ängsten. Lass uns festhalten an der Liebe! Heute, am Silvestertag 2004, soll es unseren Kampf begleiten:

> *Das Buch der Ängste und des Hoffens „trotz alledem" von Meike und Anne, vor allem aber das Buch der Liebe, denn die Liebe ist größer als Glaube, Hoffnung, Angst und Verzweiflung.*

Der letzte Tag des Jahres, es ist zwölf Uhr mittags. Ich will raus aus meinem Gefängnis aus Angst und Traurigkeit und Resignation. Ich will nicht Betäubung oder Verdrängung, aber ich will den Zeichen und den Spuren von Hoffnung und Glauben und Liebe wieder Raum geben, den Glücksmomenten bei alledem und trotz alledem.

Vor allem, Meike, will ich dich in deiner verzweifelten Lage nicht noch mehr runterziehen oder dich festhalten in dem Tal der Tränen und Hoffnungslosigkeiten. Es fällt mir so schwer, von dir getrennt zu sein, am liebsten würde ich ständig anrufen... Ich bin nicht dazu in der Lage, dein Bett wegzupacken, immerhin hab' ich es geschafft, deine Tabletten vom Küchentisch zu räumen.

Warum habe ich im Moment eine so bodenlose Traurigkeit in mir und eine mein Fühlen und Denken so gemein beherrschende Angst? Seit fast zwei Jahren leben wir doch jetzt schon mit dieser tödlichen Leukämie, warum habe ich in den letzten Monaten, in den vielen Erfahrungen von Hoffen und Bangen, von medizinischem Erfolg und Misserfolg, von Glück und Enttäuschung, warum habe ich bei alledem nicht mehr Ruhe und Gelassenheit gelernt?

Mir scheint, dass in den letzten Jahren meine Angst, dich durch den Tod zu verlieren, größer geworden ist, weil mir das Zusammenleben mit dir so wichtig und so kostbar geworden ist. Ich will und kann mir ein Leben ohne dich nicht vorstellen, ich habe Angst, dich für das Leben auf dieser Welt zu verlieren, ich will keinen Abschied von dir...

Im Moment ist es für mich, verdammt noch mal, kein Trost zu glauben, dass du auch im Sterben bei Gott geborgen bist, dass du mir nur vorausgehst, dass unsere Liebe zueinander stärker ist als der Tod und uns, wo immer wir beide sind, umfangen und begleiten wird. Das alles ist ja wichtig und richtig, aber im Moment will ich mehr: Ich will, dass dein Körper und diese verdammte Medizin die Leukämie besiegen. Ich will, dass wir hier noch ein paar Monate so eng und aufeinander bezogen zusammen leben und unser Zusammenpassen und Zusammengehören im gemeinsamen Alltag genießen. Ich will – auch wenn ich dann Abschieds- und Trennungsschmerzen verspüre, dich dein Studentenleben genießen sehen. Ich will Leipzig und Venedig mit dir. Ich will auf deiner Hochzeit tanzen. Ich will nicht deine Beerdigung organisieren, du sollst – irgendwann später mal – meine Beerdigung organisieren.

Und gerade weil ich glaube, dass Gott diese gemeinen Krebszellen in dir vernichten kann, bin ich so total sauer, dass er es nicht tut. Aber vielleicht tut er's ja. Viellcicht schafft ja diese Chemo, dieser Kampf die Vernichtung. Mein Kopf sagt mir, es wäre ganz schön blöd, so negativ und zweifelnd und ängstlich in diese Behandlung reinzugehen. Für dich und für mich ist es lebensnotwendig, aus diesem depressiven Loch herauszukrabbeln, bzw. sich herausziehen zu lassen. Und es gibt – Gott sei Dank – so viele Menschen, die ziehen... Lass uns ihre Hände ergreifen, lass es uns noch einmal wagen, uns aufs Wünschen und Hoffen einzulassen. Gott schenke dir und mir die Kraft dazu. Ich liebe dich so sehr.

Deine Anne-Mama

1

SAMSTAG
Korrespondenz
Meike antwortet

Liebste Mama!
Im Moment spüre ich ganz viel Kraft und Mut und einen unbändigen Lebenswillen. Ich hoffe, dass das jetzt mal 'ne Weile anhält... Ich dachte immer, ich hätte keine Angst vor dem Tod, sondern nur vor dem Sterben – doch phasenweise gelingt es mir nicht, zuversichtlich zu bleiben, und ich weiß nicht mehr, ob ich an Gott glaube. Warum gibt er mir nicht wenigstens das Gefühl, bei ihm aufgehoben zu sein, irgendeine Sicherheit? Und doch bete und bitte ich und nehme die Augenblicke, in denen wir noch lachen und singen können, als Geschenk wahr, als Gottesgeschenk. Doch im Schmerz kann ich ihn – zumindest in den letzten Tagen – nicht finden, und das macht mich traurig und wütend. Ich glaube, aber ich habe gleichzeitig Zweifel an allem, was uns durch Christus gesagt wurde. Glaube kann Berge versetzen, aber Krebszellen abtöten kann er wohl nicht.

In meinem Kopf höre ich Peter Maffay singen *„So bist du...und wenn ich sterb', dann stirbt nur ein Teil von mir, und stirbst du, bleibt deine Liebe hier"*. Daran kann ich glauben – dass meine Liebe zur Welt, zu ihren Menschen und besonders zu dir, liebe Mama, unendlich ist.

Ich habe so fest daran geglaubt, dass das Jahr 2005 mein Jahr wird, mein Jahr des Gesundwerdens, mein Jahr des Studierens, mein Jahr des Genießens.

1.1.05

Liebste Mama!
Im Moment spüre ich ganz viel Kraft und Mut und einen unbändigen Lebenswillen – ich hoffe, dass das jetzt mal 'ne Weile anhält...

1

SAMSTAG
Korrespondenz Anne Schneider schreibt an Meike

Du liebste Meike!
Ich habe gerade deine Zeilen gelesen, weine ein bisschen vor mich hin, aber nicht mehr so verzweifelt traurig, mehr wehmütig traurig, und in Wehmut steckt ja immerhin schon etwas Mut drin, wenn auch noch ganz schön viel Weh...

Du, ich möchte deiner Seele so gerne Flügel verleihen, damit sie weiter aufsteigen kann als ein Adler. Im Moment sind unser beider Flügel ziemlich kaputt, so dass auch das Umarmen kein Fliegen ermöglicht (*„Wir Menschen sind Engel mit einem Flügel, wir müssen uns umarmen, um fliegen zu können.“* – Ein Satz, der Meike sehr wichtig ist.).

Gestern Nacht, als wir mit Wunderkerzen gesungen haben, Papa und Gabi sich die Cracker mit Käse belegten, da war es plötzlich ein bisschen wie Ostern, wie Auferstehung mitten in der Nacht, wie ein Fliegen mit dir, mit zerkratzten und zerrupften Flügeln zwar, aber sie funktionierten wieder, und das Glauben und Hoffen in mir begann wieder zu sprießen. Heute habe ich gemerkt, es sind noch ganz kleine, empfindliche Pflänzchen, diese Hoffnung und der Glaube, aber immerhin...

Ich möchte dich so gerne im Arm halten, möchte für dich ein Traumfänger für böse und quälende Träume sein, möchte dich erfüllen können mit der Gewissheit von Gottes Liebe und Nähe in allem, was du gerade erleidest, und für alles, was du fürchtest. Ich möchte, dass Träume von einem glücklichen und spannenden Leben dir Kraft und Geduld geben für diese beschissene Wegstrecke, die vor dir liegt.

„Zerreiß deine Pläne. Sei klug, halte dich an Wunder!“ (Spruch von Mascha Kaleko aus dem *„Anderen Adventskalender“,* 2004) Diese Zeilen sage ich mir seit zwei Tagen wie ein Mantra vor.

Ich will Gott dieses Wunder deiner Genesung abringen wie Jakob dereinst am Jabok.

Ich liebe dich so sehr. Gute Nacht, du Süße.

2

SONNTAG
Korrespondenz Anne Schneider schreibt nochmal an Meike

Meike, du weißt ja, dass ich mit der Christologie und Kreuzestheologie so einige Schwierigkeiten hatte und habe. Aber in dem Gedankenwust, der in meinem Kopf kreist, gibt es zwei Stränge, die mir tröstlich und wichtig werden:

1. Auch Jesus, von dem wir sagen, dass er Gott und Mensch zugleich war, und von dem auch ich zumindest glaube, dass er in ganz besonderer Weise vom Geist und der Kraft Gottes bewegt und getragen war, auch Jesus hatte Angst vor dem Sterben und dem Tod. Er hat in Gethsemane Blut und Wasser geschwitzt und hat gebetet, Gott möge diesen Kelch an ihm vorüber gehen lassen. Er hat nicht gesungen, ich will ihn nehmen ohne Zittern, auch Jesus brauchte den Trost der Engel, auch Jesus hat am Kreuz geschrieen: *„Mein Gott, warum hast du mich verlassen."*

   Ostern und Auferstehung waren nicht Gottes Belohnung für Jesus, weil er so furchtlos und tapfer gestorben ist. Also, ich finde, das nimmt uns Menschen doch den Leistungsdruck etwas weg... Trotz alledem, also trotz unserer Angst, unserer Zweifel und Anfechtungen bezüglich der Wege Gottes mit uns, können wir uns auf Jesus beziehen.

2. Die Erkenntnis von Paulus, dass die Liebe größer ist als Glaube (Vertrauen in Gott) und Hoffnung (dass Gott alles gut machen wird), ist für mich in den letzten Tagen und Nächten spürbar wahr. Mein Glaube und mein Hoffen haben tiefe Risse, nicht aber meine Liebe zu dir und zum Leben. Ich tröste mich mit dem Satz *„Wer in der Liebe bleibt, der bleibt in Gott"* über meine Gottesferne hinweg.

Und Meike, ich lese und spüre ja auch bei dir, dass deine Liebe zu uns, zu vielen Menschen und zum Leben, ungebrochen ist, wenn auch verwundet und blutend. Ich glaube ganz fest, dass diese Liebe von uns zu dir und von dir zu uns, die uns im Moment tragende Form von Gottesnähe und Gottesgegenwart ist. Trotzdem bete und wünsche ich, dass du bald auch wieder diesen Mehrwert Gottes über unsere zwischenmenschlichen Beziehungen hinaus spüren und glauben kannst.

Meike, manchmal überkommt mich der Gedanke, dass wir bereit sein müssen, das Leben loszulassen, damit wir es dann wieder geschenkt bekommen und festhalten dürfen, dass vielleicht nur das Sich-Darauf-Einlassen auf eine mögliche zeitliche Trennung durch den Tod uns die innere Gelassenheit und Kraft für den Kampf um das Leben gibt. Aber diese Ergebenheit in Gottes Plan mit uns dürfte nicht mit Resignation zu verwechseln sein.

2005 soll dein Jahr werden, Meike. Mit Lebensfreude, mit attraktiven Männern und Lust am Begehren und Begehrtwerden, mit spannenden Beziehungen und Studien, mit einem Buch von dir und einem Film über dich und mit Gottvertrauen!

Ich liebe dich, Meike! Anne-Mama

5

MITTWOCH

Korrespondenz
Meike schreibt an ihre Mutter

Was will ich noch erreichen? Gesundheit, ganz klar, mein Studium wieder aufnehmen und zu Ende führen, mich verlieben und ihn mich liebend machen, eine Familie gründen. Mein Licht jeden Tag benutzen, um durch Freundlichkeit, Liebe und Zuversicht diese Welt ein wenig besser zu machen. Ich will nach Venedig mit dir, zu einem Grönemeyer-Konzert, in den Kosovo, nach Venlo, Amsterdam, Paris...Ich will alt werden, Wurzeln pflanzen und sie wachsen sehen.

Ich will an Gott glauben als Gott, der mich liebt und schützt.

Ich will wieder Spaß haben an Essen und Trinken und Kochen...

Ich will, will, will LEBEN!

5

MITTWOCH
Korrespondenz Anne Schneider antwortet

Du liebe, süße, tolle Meike-Tochter!
Es ist so schön, zu lesen und zu spüren, dass du wieder und mitten in all dem Chemo-Scheiß lebensmutig bist. Du tust uns – Papa und mir – so gut, wir fühlen uns in unseren Ängsten um dich wieder einmal durch dich, durch deine strahlenden Augen, durch deine wieder erwachende und wachsende Zuversicht gestärkt und getragen. Das ist ganz schön verrückt, aber auch ganz schön beglückend, wie du jetzt unseren Glauben stärkst (*„Jesus Christus spricht: Ich habe für dich gebeten, dass dein Glaube nicht aufhöre." Lukas 22,32*).

Meine Angst vor den Ängsten ist nicht weg, aber ich wage es wieder, *„mich an Wunder zu halten"* und mit zerrissenen Plänen die Zeit zu genießen, die mir mit dir und mit anderen lieben Menschen geschenkt ist. Ich bete und hoffe, dass dein Zelltal nicht zu schlimm für dich wird, dass dein Spenderknochenmark sich durchsetzt, dass du bald wieder hier bei uns zu Hause bist, dass die „Gast-gegen-Wirt-Kämpfe" in deinem Körper deinen Kampfgeist für das Leben nicht erlahmen lassen, aber stark genug sind, die Leukämiezellen zu killen.

Meike, im Moment bin ich (wieder mal) ganz gewiss, dass du dem Feuer entsteigst, gestärkt und mutig, dem Leben die Stirn zu bieten, und uns und die Welt mit deinem Lieben und Strahlen zu bereichern und zu beglücken!

Herzlichst, Anne-Mama

Ich will an Gott glauben, als Gott der mich liebt und schätzt.
Ich will wieder Spaß haben an Essen und Trinken und Kochen ... ich will, will, will LEBEN.

22
Samstag
Rundmail von Nikolaus Schneider

Liebe Rundmail-Empfängerinnen und -empfänger,
ihr habt lange nichts mehr von Meike gehört. Sie ist wieder in der Uniklinik Essen und hat zurzeit keinen Internetzugang. Sie ist sehr schlapp und hat keine Lust, E-Mails zu schreiben. Deshalb habe ich mit Meike verabredet, als ihr Vater euch darüber zu berichten, wie es ihr geht. Der Text ist mit Meike abgestimmt.

Nicht einmal 100 Tage nach der Transplantation stellte sich heraus, dass die Krebszellen alle Prozeduren überlebt haben. Die Mediziner haben nun folgende Strategie: Mit einer Chemotherapie sollen die Krebszellen so weit wie möglich „erschlagen" werden. Nach Durchschreiten des Zelltales soll das neue Knochenmark seine ungebremste Immunkraft (wegen der zu erwartenden Nebenwirkungen gab es bisher immer eine „Unterdrückungstherapie") gegen Meikes Körper richten, um die Leukämie endgültig zu besiegen. Die Nebenwirkungen sollen je nach Auftreten gezielt und im Einzelnen bekämpft werden. So weit die Theorie.

Meike hat sofort nach der Aufnahme in die Klinik eine fünftägige Chemo erhalten. Sie hat sie wie immer tapfer ertragen. Die Nebenwirkungen sind allerdings auch eingetreten: Die Schleimhäute sind angegriffen, so dass sie künstlich ernährt werden muss und seit gestern auch Morphium gegen die Schmerzen erhält.

Nun ist eine weitere Komplikation aufgetreten: Seit drei Wochen hustet Meike, sie hat die ganze Zeit Fieber, das bis auf über 39 Grad steigt, zum Teil mit Medikamenten, zum Teil „von selbst" wieder zurückgeht. Seit gestern wissen wir: Meike hat eine Lungenentzündung und wird nun gezielt dagegen behandelt. Meike ist froh, endlich zu wissen, warum sie hustet und fiebert. Ihr Kampfgeist richtet sich nun auch darauf, diese Lungenentzündung zu überwinden.

Das Auftreten des Rezidivs hat Meike sehr enttäuscht. Es hat einige Zeit gebraucht, wieder Mut und Zuversicht zu fassen und den Kampf gegen die Leukämie erneut aufzunehmen. Dabei ist uns allen bewusst, dass ihre statistischen Chancen immer schlechter werden. Aber bei der ersten Therapie haben diese bei 80 Prozent gelegen, und es hat ihr nichts genutzt. Wahrscheinlichkeit ist nun einmal keine Kausalität. Deshalb sagen wir: Meike hat eine Chance, die Leukämie zu besiegen – und diese Chance wollen wir nutzen!

Als Familie leben wir in einer Mischung von Angst, Hoffnung und tiefer Verbundenheit miteinander. Wir haben Silvester und den Beginn des neuen Jahres mit ihr und einer lieben Bettnachbarin im Krankenhaus verbracht – eine der schönsten und intensivsten Feiern für uns in den letzten Jahren: Es gab natürlich Sekt, wir haben Wunderkerzen entzündet und miteinander gesungen. Schließlich konnten wir die vielen Feuerwerke von ihrem Zimmerfenster aus gut sehen. Das alles ist schön und erschreckend zugleich. Die Realität verdrängen wir nicht, aber Aufgeben ist noch lange nicht angesagt.

Meike freut sich über alle Lebenszeichen, die sie von euch erhält. Es ist eine so schöne und deutliche Erfahrung, trotz der Einschränkungen des Krankenlagers mitten im Leben zu sein. Auch wenn ihr das Reden in den letzten Wochen wegen des damit verbundenen Hustenreizes schwer gefallen ist, tun ihr die Gespräche gut. Und auch Eure E-Mails erhält sie alle – wir drucken sie aus und bringen sie ihr nach Essen.

Wir hoffen sehr, dass Meike sich in absehbarer Zeit wieder unmittelbar per Mail an euch wenden kann – falls nicht, halte ich euch auf dem Laufenden.

Mit herzlichen Grüßen von Meike, Nikolaus Schneider

27

DONNERSTAG
Rundmail von Nikolaus Schneider

Liebe Rundmail-Menschen,
leider muss ich berichten, dass Meike auf die anästhesiologische Intensivstation verlegt werden musste. Ihr Allgemeinzustand verschlechterte sich in den vergangenen Tagen rapide. Sie wurde kurzatmig, brauchte eine Atemhilfe, hatte dabei aber solche Schmerzen, dass sie sich weigerte, die Sauerstoffmaske anzulegen. Heute früh ging es dann nicht mehr. Am Dienstag wurde eine Punktion bei Meike durchgeführt, weil ihre Leukos nach

anfänglichem, spätem und sehr langsamem Steigen bis auf 1900 wieder zurückgingen, zum Schluss auf 500. Die Punktion sollte Klarheit über die Gründe bringen. Zwei Möglichkeiten wurden uns erläutert: Entweder hat sich die Leukämie schon wieder soweit ausgebreitet oder das Knochenmark ist einfach leer wegen der Chemo und des vorhergegangenen Rezidivs. Es stellte sich heraus, dass das Knochenmark leer war und Anzeichen für eine beginnende Zellbildung unter dem Mikroskop zu sehen waren. Heute waren ihre Leukos wieder gestiegen, und zwar auf 900.

Nach der Aufnahme auf die Intensivstation wurden zunächst alle Antibiotika abgesetzt, ihr Blut analysiert, eine Spülung der Lunge durchgeführt, mit deren Hilfe die Suche nach den Erregern der Lungenentzündung fortgeführt wird. Eine CT-Untersuchung ergab, dass Meike nun eine schwere Lungenentzündung hat, die sich innerhalb weniger Tage (CT vom 21. Januar: diskrete Entzündung) entwickelt hat.

Es wird euch und Sie vielleicht verwundern, aber wir als Familie haben diese Verlegung auf die Intensivstation als Erleichterung erlebt. Insbesondere die vergangenen beiden Tage waren schlimm: Meikes Atemnot, ihr schwer mit anzusehender Kampf um Selbstkontrolle und -beherrschung, ihre Schmerzen und ihr Stöhnen. Das alles ist nun vorbei. Sie ist entspannt, der Stress und die Panik der Atemnot sind gebannt. Dafür liegt sie aber im künstlichen Koma. Wir sprechen natürlich mit ihr, und ich meine auch, deutliche Reaktionen ihrerseits zu sehen. Das Team der Intensivstation wirkt sehr kompetent, wir erleben eine menschlich zugewandte und äußerst freundliche Atmosphäre.

Für Sie und euch ist eine unmittelbare Kommunikation mit Meike nun nicht mehr möglich. Die eingehenden Mails drucke ich aber nach wie vor aus, und wir lesen sie Meike auch vor.

Offensichtlich sind wir nun in einer Phase, die bald über Tod oder Leben entscheiden wird. Von Ihnen und euch wissen wir uns begleitet und getragen – herzlichen Dank dafür.

Mit herzlichen Grüßen, Nikolaus Schneider

30

SONNTAG
Rundmail von Nikolaus Schneider

Liebe Rundmail-Menschen,
nun liegt Meike schon seit vier Tagen auf der Intensivstation. Ihr Zustand ist zurzeit stabil, aber das kann sich schnell ändern. Zwei kritische Phasen hat sie schon durchgekämpft. Erreger der Lungenentzündung konnten isoliert werden, so dass Meike nun gezielter behandelt werden kann. Diese Suche ist noch nicht beendet, am Montag wird mit weiteren Ergebnissen gerechnet. Die Entzündungswerte sind rückläufig. Ihre Leukos steigen, heute über 2000, ein Wert, den sie nach dem Zelltal nach einer Chemo nie erreichte.

Das alles klingt positiv, ist es wohl auch. Gleichwohl bleibt ihre Chance, mit der Lungenentzündung fertig zu werden, gering. Darauf stellen wir uns ein, mit dem Kopf – das Herz kann nur mühsam folgen. Aber wir wollen gleichzeitig die Hoffnung nicht aufgeben und mit aller Kraft, die wir ihr vermitteln können, die Chance nutzen – und sei sie noch so gering. Meikes Körper ist zurzeit sehr aufgeschwemmt, das ist nötig zur Stabilisierung ihres Kreislaufs; ansonsten sieht sie aber gar nicht wie eine Sterbende aus.

Für alle Mails, Briefe und Päckchen danke ich euch und Ihnen sehr. Ich drucke alles aus, Meike bekommt alles vorgelesen. Natürlich weiß ich nicht genau, was sie mitbekommt. Zu dieser Frage gibt es auf der Station zwei Lager, aber ich habe den Eindruck, dass diese Kommunikation mit Meike nicht ins Leere geht.

Das Team der Intensivstation wirkt äußerst kompetent, ist im Umgang mit Lungenentzündungen sehr erfahren; auf der Station herrscht eine menschenfreundliche, zugewandte Atmosphäre – wir sind in besten Händen.

So haben wir nicht das Gefühl, gottverlassen zu sein, nicht zuletzt auch wegen des Netzes von Beziehungen, das ihr und Sie alle darstellen.

Mit herzlichen Grüßen, Ihr und euer Nikolaus Schneider

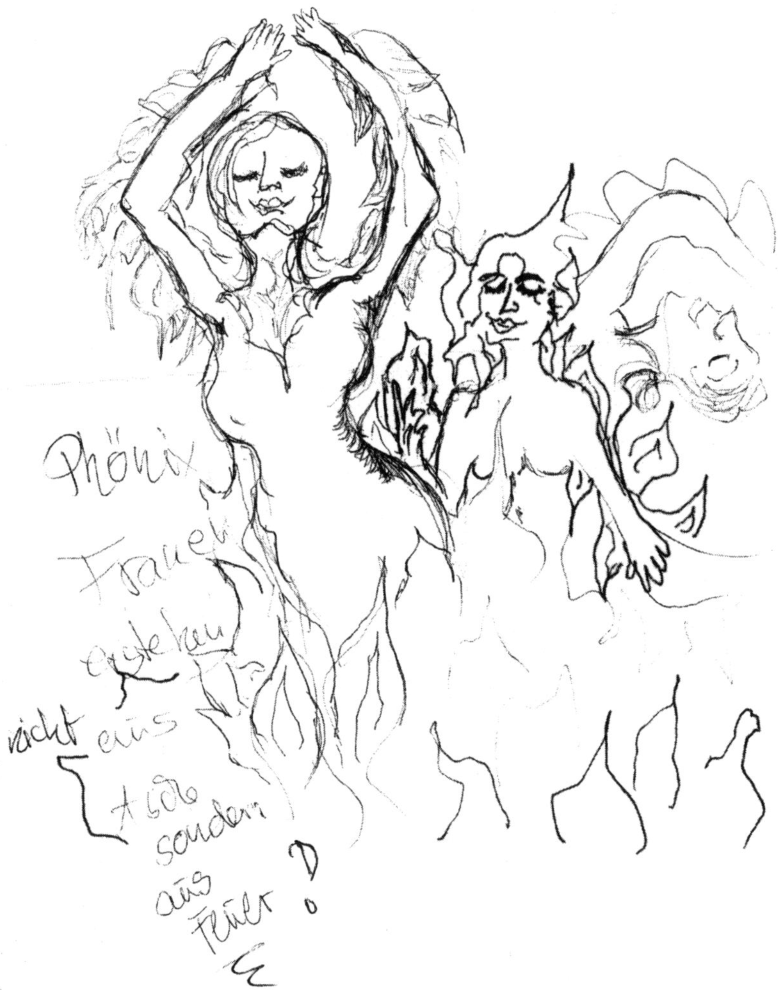
Phönix
Frauen
entstehen
nicht
aus
Asche
sondern
aus
Feuer

2

MITTWOCH
Rundmail von Nikolaus Schneider

Liebe Rundmail-Menschen,
leider muss ich mitteilen, dass es Meike schlechter geht. Ihre Lungenfunktion wird immer schlechter. Sie braucht mittlerweile 80 Prozent Sauerstoff in der Luft, die das Beatmungsgerät in ihre Lungen presst. Von einem Durchbruch bei der Bekämpfung der Lungenentzündung kann also nicht die Rede sein. Die Ärzte haben beschlossen, am Freitag über die Fortführung therapeutischer Maßnahmen zu entscheiden. Sie konnten inzwischen einzelne Erreger (Pilze, Bakterien, Viren) isolieren und gezielt behandeln, aber die Einschätzung wechselte von *„geringer Chance"* zu *„Wunder"*. Wir werden als Familie sehr gut behandelt und können weitaus länger bei Meike bleiben als die angebotenen dreimal zwei Stunden. Dass wir Sterbebegleitung leisten dürfen, wurde uns schon zugesagt.

Und wie geht es uns? Wir stellen uns darauf ein, dass Meike wird sterben müssen, aber vorstellen können wir uns das nicht. Wir rechnen mit ihrem Tod und hoffen gleichzeitig auf ihr Leben. Diese Entwicklung bedeutet auch, dass die Besuche bei Meike nur noch für einen kleinen Kreis möglich sind.

Denkt an uns und betet für uns und vor allem für Meike. Wir wünschen ihr nun einen schmerzfreien und möglichst leichten Weg. Ich fürchte, dass wir bald das Loslassen üben müssen – auch wenn wir das überhaupt nicht wollen.

Mit herzlichen Grüßen, Ihr/euer Nikolaus Schneider

3

DONNERSTAG
Rundmail von Nikolaus Schneider

Liebe Rundmail-Menschen,

Meike hat es leider nicht geschafft: Sie ist heute um 15.45 Uhr gestorben.

Anne und ich waren seit 11.30 Uhr bei ihr. Sie brauchte inzwischen 100 Prozent Sauerstoff in der Beatmung. Kurz nachdem wir eingetroffen waren, schien sie schon aufs Sterben zuzugehen, stabilisierte sich aber noch einmal, so dass wir ihre Schwestern und ihre Tante anrufen konnten, die auch sofort kamen.

Wir haben dann noch eine intensive Zeit mit Meike verbracht, ihr vorgelesen, mit ihr gesprochen, sie im Arm gehalten, sie geküsst, gesungen, gebetet... Das alles war sehr tröstlich für uns und – das glaube ich ganz fest – auch für sie.

Es tröstet uns auch, dass Meike ohne Schmerzen, Luftnot oder gar Ersticken sterben konnte – ihr Herz bekam nicht mehr genug Sauerstoff, so dass Meike an Herzversagen starb. Das kann man sich eigentlich gar nicht vorstellen, bei diesem großen und kraftvollen Herzen. Wir haben sie dann eine Stunde in der Obhut der Station gelassen, die sie schön hergerichtet hat. Gemeinsam haben wir Meike danach ausgesegnet.

Für eure Mails, Briefe, Karten und alle Zeichen der Liebe und Anteilnahme danken wir euch von Herzen. Ihr seid alle ein großes Netz, das Meike getragen hat und auch uns gut tut. Sobald ich Genaueres über die Trauerfeier weiß, werde ich euch benachrichtigen.

Mit herzlichen Grüßen, Nikolaus Schneider

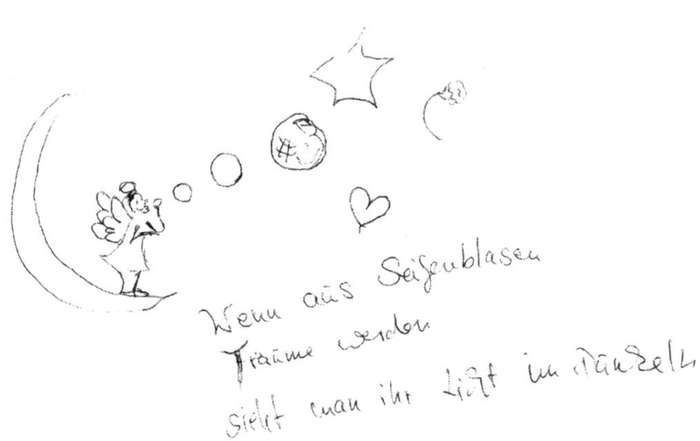
Wenn aus Seifenblasen
Träume werden
sieht man ihr Licht im Dunkeln

5

SAMSTAG
Rundmail von Nikolaus Schneider

Liebe Rundmail-Menschen,
da viele von Ihnen und euch keine Todesanzeige erhalten werden, weil mir die Anschriften fehlen, schreibe ich den Text einfach ab und versende ihn auf diese Weise:

„Nun aber bleiben Glaube, Hoffnung, Liebe, diese drei; aber die Liebe ist die größte unter ihnen." (1.Kor. 13,13)

Meike Schneider

**6.6.1982 †3.2.2005*

Wir glauben Meike in Gottes Liebe geborgen, aber wir sind unsagbar traurig, dass wir sie für dieses Leben verloren haben. Wir vermissen sie so sehr!

Anne, Nikolaus, Kathrin und Annika Schneider
Elke Wieja
Verwandte, Freundinnen und Freunde
Weggefährtinnen und Weggefährten der letzten zwei Jahre
47506 Neukirchen-Vluyn, Krefelder Straße 33a

Der Trauergottesdienst für Meike findet am Freitag, den 11. Februar 2005, um 14 Uhr in der Dorfkirche Neukirchen statt.

Zur anschließenden Nachfeier bitten wir in die Gaststätte „Caruso", Krefelder Straße 9.

Die Urnenbeisetzung erfolgt später im Familien- und Freundeskreis.

Statt Blumen und Kränze bitten wir um eine Spende für die maltherapeutische und psychosoziale Arbeit der Hämatologie des Uni-Klinikums Essen, Kto-Nr. 4 900 700, Sparkasse Essen, BLZ 360 501 05 (106077-5; Meike)

Sehr herzlich bedanken wir uns für die vielen tröstlichen Mails, die uns noch einmal vor Augen geführt haben, welcher besondere Mensch Meike war.

Mit herzlichen Grüßen, Ihr und euer Nikolaus Schneider

11

FREITAG
Rundmail von Nikolaus Schneider

Klaus Haacker (Professor für Neues Testament an der Kirchlichen Hochschule Wuppertal) hat uns ein Gedicht zugesandt:

also doch

also doch –
doch nicht mehr hoffen
doch nur noch abschied
nur noch erinnerung

aber erinnerung:

da war doch EINER
mit dem sie gehofft hatten
auf den sie gehofft hatten
aber vergeblich –

der kam wieder
der kommt wieder

etwa nur er?

also doch:
hoffnung

Klaus Haacker, für Meike Schneider und uns alle

... so sind wir unendlich traurig, dass Meike den Kampf um ihr Leben, und dass wir Meike für dieses Leben verloren haben. Aber uns bleibt die Hoffnung, Meike im Reich Gottes wieder zu begegnen. Sie ist in der Liebe Gottes geborgen und uns nur vorausgegangen.
Nikolaus Schneider

12

SAMSTAG
Rundmail von Nikolaus Schneider

Liebe Rundmail-Menschen,
gestern war die Trauerfeier für Meike. Die Neukirchener Dorfkirche war übervoll. Viele liebe Menschen haben uns begleitet. Ganz herzlich danken wir allen, die weite Wege gefahren sind, um von Meike Abschied zu nehmen. Das hat uns als Familie sehr getröstet und wohlgetan, ebenso die vielen Mails und Briefe, die ihr und Sie uns habt/haben zukommen lassen.

Es war ein eindrucksvoller Gottesdienst – er hätte und hat Meike sehr gefallen: Unser alter und Meikes neuer Freund Dieter Kelp war unser Pastor, das hatte Meike sich auch so gewünscht. Er hat ein Programm mit uns wichtigen Bibeltexten, Meikes Lieblingsliedern, Zitaten aus ihren Tagebüchern und Annes Antworten erstellt, das schon für sich die Stunde in tiefer und helfender Weise gestaltet hätte. Dazu kamen wunderschöne Gitarren- und Cellomusik, Gesang und ein sprachliches Geleit durch die Stunde, die das Unverständnis und die Bitterkeit nicht verschwiegen, aber auch Dankbarkeit und Hoffnung zum Ausdruck brachten. Meike lag in einem Sarg, der an eine Brücke erinnerte. Er war mit roten Rosen bedeckt, die wie ein Herz geformt waren. In der Kirche haben wir von ihr Abschied genommen, indem wir weiße Rosen auf ihren Sarg legten.

Danach trafen sich viele bei „Caruso", einem italienischen Restaurant. Die Besitzer, Bianca und Marco, hatten im Sommer einen Aufruf zur Typisierung in die Speisekarten gelegt, um Knochenmarkspenderinnen oder -spender für Meike zu finden. Den Abend vor ihrer letzten Fahrt ins Krankenhaus haben wir dort mit Essen und Gesprächen verbracht. Manches war wegen der großen Zahl der Gäste und des viel größer als von uns geschätzten Zeitbedarfs recht spontan bis chaotisch – Meike hätte und hat das sicher sehr gefallen!

Für uns als Familie war das ein sehr schwerer, aber auch schöner Tag. Dieser Tag und die Erfahrung einer tiefen Gemeinschaft mit so vielen mit uns Trauernden haben uns getröstet. Neben allem Schmerz bleibt ein gutes und warmes Gefühl in uns zurück.

Nun warten wir noch auf die Urnenbeisetzung, die wir im engeren Familien- und Freundeskreis gestalten wollen. Da wir als Familie sehr wahrscheinlich noch in diesem Jahr nach Düsseldorf umziehen werden, haben wir eine Familiengrabstätte auf dem evangelischen Friedhof in Düsseldorf-Kaiserswerth ausgesucht. Meike wird als erste von uns dort ruhen.

Das soll meine letzte Rundmail an euch und Sie alle sein. Ihr wart für Meike wie ein lebendiger Organismus, in dem und von dem sie lebte. Dafür möchten wir als Familie von Herzen Dank sagen.

Seien Sie alle von Gott behütet!

Ich verabschiede mich mit lieben Grüßen,
Ihr und euer Nikolaus Schneider

„... und wenn
du ins Feuer gehst,
sollst du nicht
brennen,
und die Flammen
sollen Dich nicht
versengen ...“

Jesaja 43,2

Nachwort zu Meikes Tagebuch von Anne und Nikolaus Schneider

Die Diagnose Leukämie veränderte im April des Jahres 2003 Meikes Leben und damit auch das Leben unserer ganzen Familie in radikaler Weise. Zwei Jahre lang bestimmten und begrenzten Krankenhausaufenthalte, Chemotherapien, medizinische Eingriffe und Meikes fast täglich erhobenen Blutwerte auch unseren Alltag. Zwei Jahre lang hat Meike gegen die Leukämie und für ihr Leben gekämpft, für ein Leben „nach" der Leukämie. Meike, und wir mit ihr, haben auf Heilung gehofft, um Heilung gekämpft und gebetet.

Am 3. Februar 2005 ist Meike gestorben. Der Kampf um ein Leben auf dieser Erde ohne Leukämie war verloren, aber dieser Kampf war keine verlorene Zeit, nicht für Meike und nicht für uns. Die 22 Monate von April 2003 bis Februar 2005 waren für Meike und für uns eine ganz intensive und erfüllte Zeit, trotz der Krankheit, mit der Krankheit und zum Teil auch wegen der Krankheit! In diesen Monaten fühlten und reflektierten Meike und wir unsere Beziehung zu Gott lebendiger und intensiver als in den „normalen" Jahren zuvor.

In diesen Monaten durften wir eine ganz neue Beziehung zu Meike gewinnen, eine Beziehung auf Augenhöhe, das heißt: zu Meike als einer jungen Frau, die unserem Fühlen, Denken und Reden – insbesondere auch dem theologischen – neue Impulse gab. So kämpften Meike und wir in den Zeiten von Schmerzen, Ängsten und enttäuschten Hoffnungen immer wieder neu um unser Gottvertrauen. Und wie Jakob am Jabok aus seinem Ringen und Kämpfen mit Gott verwundet und gesegnet hervorging, und wie Jesus am Kreuz nach seinem Schrei der Gottverlassenheit sein Leben letztendlich vertrauensvoll in Gottes Hände überantworten konnte, so haben auch Meike und wir „trotz alledem" und „bei alledem" immer wieder neu glauben, hoffen und lieben können.

Wie ihr Tagebuch zeigt, hat Meike sich in den Monaten ihrer Krankheit aber nicht nur mit Geistigem und Geistlichem beschäftigt. Meike hat geweint und gelacht, getanzt und geflirtet. Sie hat sich mehrfach verliebt und wieder entliebt, sie war übermütig, albern und eitel. Meike hatte Spaß an gutem Essen und Trinken, an neuen Klamotten und Schminke, an Musik, Theater und Kino, vor allem aber an der Begegnung und dem Kontakt mit Menschen.

Wenn wir heute, sechs Monate nach ihrem Tod, an Meike denken, dann sehen wir eine vor Lebensfreude sprühende junge Frau vor uns, die auf Krankenhausfluren tanzt, die lauthals Schlagertexte mitsingt und die begeistert mit ihrer Kunsttherapeutin ihrer Gefühlswelt in Bildern Ausdruck gibt.

So war unsere Zeit mit Meike für uns in diesen zwei Jahren ein unerwartetes Gottesgeschenk, an das wir uns gern, wenn auch meist noch unter Tränen, erinnern. Dass Meike und wir die Zeit ihrer Krankheit als von Gott und von Menschen gesegnete Zeit annehmen konnten – und zwar nicht nur in der nachträglichen Reflektion, sondern gerade auch im aktuellen Erleben –, dafür möchten wir an dieser Stelle ausdrücklich danken:

Danke den Ärztinnen und Ärzten, den Schwestern und Pflegern der Hämatologie in den Unikliniken Leipzig und Essen. Danke dem Sozialarbeiter und der Kunsttherapeutin der Hämatologie in Essen, den Krankenhausseelsorgern und dem Personal der Knochenmarktransplantationsklinik in Essen. Danke vor allem auch den Ärzten und Schwestern der Intensivstation 2 in Essen. Wir haben das Krankenhaus als einen guten Ort zum Leben und zum Sterben erfahren dürfen, weil Meike und uns neben medizinischer Kompetenz ganz viel menschliche Anteilnahme und Zuwendung entgegengebracht wurde!

Danke allen „alten“ Freundinnen und Freunden von Meike aus Moers und Leipzig, beim Uni-Radio „Mephisto“ in Leipzig, aus der ESR (Evangelische SchülerInnenarbeit im Rheinland), der SHL (Schüler helfen Leben), aus dem Gymnasium Filder Benden in Moers und den Kirchengemeinden. Sie haben über die langen Monate der Krankheit durch Besuche, Telefonate und E-Mails Freundschaft und Kontakt zu Meike gehalten und erneuert und sie so am „normalen“ Leben teilhaben lassen.

Danke allen „neuen“ Weggefährten und Weggefährtinnen, die Meike während ihrer Krankheit „zugewachsen“ sind. Danke den Mitarbeiterinnen des MDR, der „Carreras-Gala“, der Talkshow „Fliege“ und der Redaktion chrismon plus *rheinland*. Besonders danken wir Roselies Hoffmann, die dieses Buch so behutsam und sorgfältig bearbeitet hat. Danke dem Filmteam Kilimann und Dr. Gerd Höft, dem evangelischen Rundfunkbeauftragten beim WDR. Bis kurz vor ihrem Tod hat Meike sich darüber gefreut, dass sie trotz Krankheit offensichtlich eine spannende und attraktive Persönlichkeit war, mit der Menschen Begegnungen und Beziehungen suchten.

Danke unseren beiden großen Töchtern Annika und Kathrin sowie Meikes Tante Elke. Danke all unseren Verwandten, Freundinnen und Freunden, Arbeitskolleginnen und Arbeitskollegen, danke einer verständnisvollen Schulleitung. Sie haben Meike und uns über all die Monate ihre Anteilnahme gezeigt in Worten, Gesten und durch die Organisation und Mitwirkung bei Knochenmarkspendeaktionen. Sie haben mit uns und für uns gebetet, gehofft und geweint. Sie waren das Netz, das uns getragen hat, wenn uns unsere Situation unerträglich schien.

So möchten wir mit Meikes Worten Gott und ganz vielen Menschen dafür danken, dass wir auch unsere Trauer und unsere Traurigkeit als „gesegnete“, weil von göttlicher und menschlicher Liebe begleitete Zeit erleben:

Meike in ihrem Tagebuch Januar 2004

Manchmal,
ganz früh am Morgen,
ist der Nebel viel zu dicht,
umhüllt mich mit Ängsten,
mit der Ahnung von kommenden Schmerzen,
mit Negativprognosen,
mit Stimmen, die verklungen sind.
Hände, die ich nicht halten konnte, greifen dann nach mir.

Ich danke dir so sehr, mein Gott,
für den ewigen Lichtstrahl,
den du mir so geduldig schickst,
der den Nebel auflöst
und die Schatten verscheucht,
der meine Tränen trocknet,
dass meine Sicht wieder klar wird,
der mich erinnert an die Liebe, die Kraft,
die Menschen, die mit mir sind.

Manchmal,
mitten am Tag
verlässt mich der Mut,
überfällt mich der Zweifel:
Woher nehme ich nur die Sicherheit,
dass dieser Kampf sich lohnt?

Ich danke euch so sehr, meine Lieben,
dass ihr mich immer wieder herausreißt
aus Lethargie und Frustration.
Danke für die stete Erinnerung daran,
dass ich mein Leben liebe und nicht loslassen will!

Meike in ihrem Tagebuch, Januar 2004

Deutsche José Carreras Leukämie-Stiftung e.V.

„Unser Ziel ist klar: Leukämie muss heilbar werden – immer und bei jedem!“ José Carreras

Der spanische Tenor José Carreras erkrankte 1987 überraschend an Leukämie und konnte die Krankheit dank der ärztlichen Hilfe und der liebevollen Unterstützung durch seine Familie überwinden. Aus Dankbarkeit gründete er 1988 die *„Internationale José Carreras Leukämie-Stiftung“* in seiner Heimatstadt Barcelona und später weitere Stiftungen in den USA und der Schweiz. 1995 wurde die *„Deutsche José Carreras Leukämie-Stiftung e. V.“* mit Sitz in München ins Leben gerufen. Alle Stiftungen verfolgen gemeinsam das Ziel, die Heilungschancen für leukämiekranke Kinder und Erwachsene zu verbessern.

Die Carreras-Stiftung finanziert ihre Arbeit ausschließlich über Spendengelder. Dank der Großzügigkeit der Spenderinnen und Spender konnten bis heute über 400 Projekte gefördert werden. Ausführliche Informationen über die Carreras-Stiftung erhalten Sie in der Geschäftsstelle und im Internet unter www.carreras-stiftung.de

In Deutschland erkranken jedes Jahr fast 25 000 Menschen an Leukämie und verwandten Blutkrankheiten. Die Heilungschancen für Kinder liegen heute bei etwa 80 Prozent, für Erwachsene bei etwa 40 Prozent. Chemotherapie und Knochenmarktransplantation sind häufig die letzte Chance für den Betroffenen, wieder gesund zu werden.

So hilft die Carreras-Stiftung mit Spendengeldern:

Förderung von Forschung und Entwicklung
Durch die Erforschung neuer Diagnose- und Therapiemethoden werden die Heilungschancen für Leukämiekranke langfristig verbessert.

Diesem Ziel dient auch die Vergabe von Forschungsstipendien an junge, vielversprechende Wissenschaftler.

Verbesserung der Behandlungsmöglichkeiten
Durch neue Knochenmark-Transplantationseinheiten werden weitere Behandlungskapazitäten geschaffen. In Nachsorgestationen erhalten Leukämiepatienten auch nach der Transplantation eine optimale Versorgung. Durch den Ausbau von Tageskliniken können die Patienten früher nach Hause in ihre gewohnte Umgebung zurückkehren. Die Einrichtung von Forschungslaboren ermöglicht Forschung und Diagnostik mit modernsten Mitteln.

Unterstützung von Selbsthilfegruppen und Elterninitiativen
Die Carreras-Stiftung trägt durch verschiedene Angebote dazu bei, Patienten und Angehörige die schwere Zeit der Behandlung zu erleichtern. So werden beispielsweise Aufenthaltsräume eingerichtet, damit Eltern, Kinder und Verwandte zusammen sein können. Die erste „Carreras-Wohnung" in München ermöglicht es den Angehörigen von Leukämiepatienten, auch über längere Zeit ganz in der Nähe der Kranken zu sein.

Deutsche José Carreras Leukämie-Stiftung e.V.
Arcisstraße 61
80801 München
Tel. 089/272 904-0
Fax 089/272 904-44
E-Mail info@carreras-stiftung.de
www.carreras-stiftung.de

Spendenkonto:
Dresdner Bank AG München
BLZ 700 800 00
Konto 319 966 601

Quellenverzeichnis

Belli, Gioconda; Seite 49:
nach dem Gedicht *Austreibung*
Aus: „*Wenn du mich lieben willst*"

Fried, Erich; Seite 129:
Dich
Aus: „*Liebesgedichte*"

Sölle, Dorothee; Seite 55:
Gegen den tod
Aus: „*Zivil und ungehorsam. Gedichte*"